Dr. med. Susanne Theisel

Griechisches Eisenkraut - Das verborgene Heilmittel

Hilfe bei Alzheimer,

Depressionen,

Gastritis,

Osteoporose, Rheuma,

ADHS, Erkältungen u.v.m.

Griechisches Eisenkraut - Das verborgene Heilmittel

Hilfe bei Alzheimer,
Depressionen,
Gastritis,
Osteoporose, Rheuma,
ADHS, Erkältungen u.v.m.

Dr. med. Susanne Theisel

1. Auflage 2020
ersa Verlag
www.ersa-verlag.de
ISBN 978-3-948732-04-2

Printed in Germany

ersa Verlag UG (haftungsbeschränkt)
Gagzow, Dorfstr.15,
23974 Krusenhagen/Germany

Inhaltsverzeichnis

Vorwort

„Gegen jedes Leiden ist ein Kraut gewachsen“ wusste die Benediktinerin und Universalgelehrte Hildegard von Bingen bereits im 12. Jahrhundert, als sie ihre naturheilkundlichen Schriften verfasste.

Beschäftigt man sich näher mit dem Griechischen Eisenkraut, welches als *„Griechischer Bergtee“* seit der Antike in Griechenland und den Balkanländern nach getaner Arbeit wegen seiner beruhigenden und schlaffördernden Wirkung zum Feierabend getrunken wurde, gewinnt der Satz eine ganz aktuelle Bedeutung.

Mit Studien an demenzkranken Mäusen ist diese heute noch wildwachsende Pflanze durch Professor Jens Pahnke 2010 in das Interesse der Wissenschaft gerückt. Erste nachweisbare Erfolge am Menschen geben Hoffnung, dass Extrakte aus dem Tee tatsächlich eine wirkungsvolle Hilfe gegen die Verkalkung des Gehirns darstellen könnten.

Aber nicht nur das: Ähnlich wie andere mediterrane Kräuter besticht auch diese Pflanze durch ein Potpourri an Inhaltsstoffen mit breiter gesundheitsfördernder Wirkung wie z.B. ätherische Öle und sekundäre Pflanzenstoffe, von denen viele noch nicht hinreichend erforscht sind. Soll das wirklich wahr sein?

Ein Kraut gewachsen gegen so viele Leiden unserer Zivilisation? Möglichweise sogar gegen unsere Volkskrankheiten Depression und Alzheimer? Oder die so kritisch betrachtete Aktivitäts- und Aufmerksamkeitsstörung (ADHS), die besonders unseren Schulkindern und ihren Eltern zu schaffen macht?

Revolutioniert diese Pflanze aus Griechenland vielleicht sogar die moderne pharmakologisch geprägte Medizin?
Die aktuelle Studienlage zeichnet zumindest das Bild einer vielversprechenden neuen Substanz mit vielen Einsatzmöglichkeiten ganz ohne Nebenwirkungen. Insbesondere im Bereich stress- und alterungsbedingter Erkrankungen, die dem Gesundheitswesen viel Geld und den betroffenen Menschen einiges an Lebensqualität kosten.

Ich möchte Sie mit diesem Buch umfassend informieren über eine Arzneipflanze mit Zukunft, die sie sogar selbst anbauen und ohne Einschränkungen lebenslang genießen können.
Darüber hinaus lasse ich Sie teilhaben an meiner Selbststudie mit dem „Griechischen Bergtee" und seinen verblüffenden Wirkungen innerhalb kurzer Zeit. Ganz ohne abhängigkeitserzeugende oder aufputschende Wirkungen.

Vielleicht kann ich einen Beitrag dazu leisten, Schul- und Volksmedizin miteinander zu vereinen und neue Aspekte aufzuzeigen hinsichtlich einer ganzheitlichen und naturkundlichen Medizin.
Wohl bekomm´s und werden Sie gesund!

Herzlichst,
Ihre Dr. med. Susanne Theisel

Wie wir uns kennenlernten-
Liebe auf den ersten Blick mit einer „Zauberpflanze“

Ich muss gestehen: Ich habe mich verliebt. Einfach so und zufällig. (*Sie wissen, es gibt keine Zufälle*).
Verliebt in eine Pflanze, von der ich als schulmedizinisch ausgebildete und alternativmedizinisch interessierte Ärztin bisher noch nichts gehört, aber nach der ich schon lange gesucht hatte.

Unser Kennenlernen erfolgte, wie so oft heute, über die sozialen Medien. Der ersa-Verlag suchte medizinisch ausgebildete Autoren, um gemeinsam ein naturheilkundliches Sachbuch zu verfassen. Was zugegeben schon lange ein Wunsch von mir war.
Bereits die ersten Recherchen ließen mich aufhorchen:
Eine mir bisher unbekannte Pflanze könnte wirksam sein bei psychischen Erkrankungen?
Gibt es vielleicht eine neue Behandlungsmöglichkeit in meinem Fachgebiet?

Mein Interesse war geweckt und so ließ ich mir das Vorgängerbuch „*Griechisches Eisenkraut*“ von Dr. Günter Harnisch zukommen, was ich innerhalb kürzester Zeit verschlang [1].
Dazu fand ich 25 international publizierte Studien und zahlreiche Seiten zu dieser Pflanze im Internet.

Und tatsächlich:
Griechisches Eisenkraut soll sich angeblich positiv auf psychische Erkrankungen wie u.a. Depression, Ängste und das bei Kindern sehr häufig diagnostizierte „ADHS“, alles ernstzunehmende „Volkskrankheiten“, auswirken [1].
Aber es soll auch Alltagssorgen und Schlafprobleme lindern,

ohne sich der Gefahr einer Suchtentwicklung auszusetzen, was bei den sonst üblichen „Sorgenfresserchen“ wie Alkohol, Nikotin, Kaffee und Süßigkeiten, schnell passieren kann.

Ja, ich habe mich verliebt in ein gut verträgliches Medikament ohne Altersbeschränkung, dass vom Kind bis zum Greis offenbar eine Vielzahl an Anwendungsgebieten bietet und wohl schon immer bot [2].

Aber was mir noch unglaublicher erscheint: In einer Studie von *Björn Feistel et.al* konnte nachgewiesen werden, dass es weder Nebenwirkungen gibt, noch dass ein „Zuviel“ schädlich sein könnte [3]. Genauso wenig Unverträglichkeiten in Kombination mit anderen Medikamenten [4].
Also startete ich gleich einen Selbstversuch mit „Griechischem Bergtee“ und empfahl die Pflanze Freunden und Kollegen.

Wie von selbst entstand dieses Buch, getrieben von kindlicher Neugier und Begeisterungsfähigkeit.
Ich hoffe, Sie als Leser haben genauso viel Spaß wie ich, sich auf eine Entdeckungsreise durch die Medizingeschichte von der Antike bis heute zu begeben und dabei immer pflanzlichen Alternativen wie „meinem“ Griechischen Eisenkraut zu begegnen. Denn dazu gibt Ihnen mein Buch nun die Gelegenheit.

Beruf und Berufung - Helfen und heilen

„I want to see more happy people!“ sangen Prince Ital. Joe feat. Marky Mark im Jahre 1993 als ich gerade 11 Jahre alt war. Dieser Ohrwurm ist mir vor kurzem wieder eingefallen, als ich nach Feierabend all die „normalen“ glücklichen Menschen in der Stadt gesehen habe, die in vollen Zügen den Sommer unseres „Corona-Jahres 2020“ genossen.

Im krassen Gegensatz dazu erlebe ich tagsüber die Menschen im Krankenhaus, denen es weniger gut geht. Die unter der Krise gelitten und das erste Mal da oder schon seit längerem chronisch krank waren.
Manchmal habe ich das persönliche Gefühl, Ihnen mit bisherigen Mitteln nicht ausreichend helfen zu können.

Mit 18 Jahren hatte ich die Idee, Medizin zu studieren. Es folgte aber, auf den guten Rat meiner Eltern hin; zunächst eine Physiotherapie-Ausbildung, bei der ich meine ersten „eigenen Patienten“ kennenlernen durfte. 2004 begann ich dann das Studium der Humanmedizin in München, später in Regensburg.
Seit Mitte 2011 bin ich als approbierte Ärztin tätig. Die ersten Jahre meiner Facharztausbildung absolvierte ich im Bereich Erwachsenenpsychiatrie, da mir dieses Fachgebiet noch als das „menschlichste“ und ganzheitlichste im Gesundheitsbetrieb vorkam. 2015 erfolgte dann der Wechsel in die Kinder- und Jugendpsychiatrie, Psychosomatik und Psychotherapie, wo ich bis heute (*neben meinem Autorendasein*) tätig bin.

Ich wage zu behaupten: Mehr als in anderen Fachbereichen versuchen wir „Psycho-Docs“, den ganzen Menschen zu betrachten und die Gründe der jeweiligen Beschwerden zu verstehen und nachzuvollziehen. Denn das ist unser „täglich Brot“. Sind doch Erkrankungen meines Fachgebiets sowieso durch verschiedene Faktoren, Umstände und Nöte, erbliche Ursachen, körperliche Ursachen, Erziehung und Umwelt, zu begründen. Oft lässt sich nicht *die* eine Ursache finden, welche es zu beheben gilt.

Wir betrachten also Körper und Geist und nutzen vorrangig das therapeutische Gespräch um eine Diagnose zu stellen, aber auch um zu behandeln. Wenn die psychotherapeutische Behandlung jedoch nicht ausreicht, sind wir auf Medikamente angewiesen.
Gelegentlich wird die Wirksamkeit eines Medikamentes von unerwünschten Nebenwirkungen begleitet. Viele helfen erst bei regelmäßiger Einnahme, sollten langsam ein- und ausgeschlichen und sorgfältig durch Blut- und EKG- Untersuchungen überprüft werden. Sehr wenige bieten Sucht- oder Selbsttötungspotential.

Wie schön klingt doch da eine Alternative?

Nach einigen Jahren in der Schulmedizin interessiere ich mich nun immer mehr für die Natur- und Kräuterheilkunde. Der Ethnobotaniker, Kulturanthropologe und Autor Wolf Dieter Storl hat mich dazu nachhaltig geprägt. Das Kapitel „*Medizingeschichte*“ habe ich anhand seiner Bücher recherchiert.

Das Wissen über Pflanzen und ihre Anwendung als Heilkraut für den Menschen ist wohl so alt, wie die Menschheit selbst.
Es dagegen als Arzt auszuhalten, Menschen leiden und sterben zu sehen; ist, meiner Meinung nach, eine der größten Herausforderungen, der man sich beruflich stellen kann.
Daher habe ich es mir zur Aufgabe gemacht, meine Patienten

und deren Familien bestmöglich und ganzheitlich zu beraten. Denn oft gibt es viel mehr, was der Patient selbst oder die Angehörigen tun können oder sogar müssen, um gesund zu werden.
Ein mögliches Beispiel dazu stelle ich Ihnen mit meinem Buch hier vor.

Bezug zum Vorgängerbuch- Würdigung/Quellen

Dr. Günter Harnisch ist es bereits 2016 in 3. Auflage gelungen, ein „Vorgängerbuch" zum Thema zu verfassen, was mich sehr inspiriert hat. Ihm ist meine Begeisterung für dieses Kraut zu verdanken.
Doppelungen mit meinem Werk sind nicht gewollt, lassen sich aber aufgrund der speziellen Thematik nicht vermeiden. Es hat mir imponiert, wieviel früher er bereits das Potential dieser Heilpflanze erkannt hat.

„*Griechisches Eisenkraut- Heilung fürs Gehirn: Hilft bei Angst, Alzheimer, ADHS, Depressionen und Schlafstörungen*" liest sich mit Freude und gibt einen guten Überblick über sehr viele Aspekte dieser Pflanze.
Und doch möchte ich als psychiatrisch tätige Ärztin noch mehr den Schwerpunkt auf psychische Erkrankungen legen, deren bisherige Behandlungsmethoden aufzeigen und einen Hoffnungsschimmer senden.

Weiterhin präsentiere ich Ihnen wissenschaftliche Erhebungen auch nach 2016 bis dato und wünsche mir, durch meine Texte zu neuen Studien; vielleicht speziell in der Kinder- und Jugend- sowie Erwachsenenpsychiatrie, anzuregen. Eine weitere Neuerung stellt mein „Selbstversuch" dar, den ich aufgrund der positiven Wirkung nun dauerhaft fortführe und

der mir durchaus zur Nachahmung geeignet erscheint.
Vielleicht sehen Sie mein Buch als Ergänzung zum bisher gesagten bzw. geschriebenen Wort.

Durch Günter Harnisch ist es sicherlich gelungen, eine breitere Öffentlichkeit an naturheilkindlich interessierten Menschen, Ärzten und Heilpraktikern sowie Patienten zu erreichen. Lassen Sie uns daran anknüpfen und diese Mission fortführen! Ergänzen Sie meinen Selbstversuch durch Ihren eigenen und lassen Sie mich wissen, wie es Ihnen damit ergangen ist! Meine Kontaktdaten finden Sie am Ende des Buches im letzten Kapitel.

Ich bin sehr gespannt, ob diese besondere Pflanze Sie ebenso begeistert wie mich und ob sich die Studienergebnisse in der Bevölkerung abbilden lassen.
Es würde mich sehr wundern, wenn dem nicht so wäre.

Botanische Besonderheiten und Anbaugebiete

Das griechische Eisenkraut ist eine bis etwa 50 cm hohe, robuste Pflanze und kommt im gesamten Mittelmeerraum und auf den Balkanhalbinseln vor [2].

Sie zählt zur Gattung der Lippenblütler und wächst in den Bergen ab etwa 1000 m [5]. Daher ergibt sich auch der Name „Griechischer Bergtee“ oder „Olympus-Tee“ [6].
In Österreich kennt man den *„Püringertee“* und im englischen Sprachgebrauch spricht man von *„Greek mountain tea“* oder *„Shepherd‘s tea“*[10] .
In Bulgarien ist er unter *„Bulgarischer Bergtee“* bekannt oder auch *„Mursalski“* und *„Pirinski-Tee“* [3].

Das griechische Eisenkraut mag es hell und sonnig sowie einen sandigen Untergrund [1].
Es gibt um die 100 Unterarten. In unserem Interesse steht hier nur die Unterform *Sideritis scardica.*
Da sich dieses Heilkraut so großer Beliebtheit erfreut, wächst es kaum noch wild und steht unter Naturschutz. Für unseren Tee wird Sideritis scardica inzwischen kultiviert und angebaut.

Verwendet werden die goldgelben Blütenkerzen und die hellgrünen Stengel [2]. Die grau-filzigen Blätter erinnern an Salbei. Blütezeit ist von Mai bis August. Die Ernte erfolgt dann im September. Das Besondere an dieser Pflanze sind ihre Inhaltsstoffe, die sogenannten *sekundären Pflanzenstoffe*, denen ja allgemein eine breite gesundheitsfördernde Wirkung nachgesagt wird.

Entdeckt wurden bei Sideritis scardica:

1. Flavonoide

- wirksam als Antioxidantien

2. Phenylethanoide

- wichtig für die Zellfunktion und als Radikalfänger

3. Phenolsäuren

- Wirkung gegen Bakterien und Krebs

4. Terpene/Diterpenoide

- schmerzlindernd
- wirksam gegen Entzündungen/Krebs
- gegen Bakterien und Pilze
- gegen Magengeschwüre [6]

Der Griechische Bergtee – ein „Göttergetränk"?

Griechisches Eisenkraut wächst in den Bergen, quasi auf den „Hängen des Olymp", die ja in der griechischen Mythologie als Sitz der Götter gelten [3].
Der griechische Gott Asklepios (*Sohn des Apollon*) ist auch als *Gott der Heilkräuter* bekannt. Er gilt mit seinem schlangenumwundenen Stab bis heute als Symbol der Ärzteschaft.

Seine erste Tochter trug den Namen „*Hygiea*", was „*Gesundheit*" bedeuten soll. Die zweite Tochter „*Panakeia*" gilt als Göttin des Allheilkrautes. Ihr Name bedeutet „*Allheilmittel*" [7]. Ein Attribut, was man durchaus auch dem Griechischen Eisenkraut zuschreiben könnte.

Handelt es sich bei dieser Tee-Pflanze gar um ein „Göttergetränk?" Eine Gabe an die Menschheit?
Oder selbst das liebste Getränk der Götter?

Darüber lässt sich nur spekulieren, aber ein Universalgenie ist es auf jeden Fall! In der Volksmedizin ist es seit jeher weitverbreitet und bekannt für seine Anwendung bei :

- Fieber und Atemwegserkrankungen
- Entzündungen [2]
- Magenbeschwerden
- „Rheuma“
- Bluthochdruck [3]
- Blutarmut (Anämie)
- Lungenemphysem (Lungenüberblähung),
- Angina pectoris („Herzenge“)
- chronischen Nierenbeschwerden
- Prostatabeschwerden
- Immunitätssteigerung
- Wundheilung
- Entgiftung von Schadstoffen [6]
- alterungsbedingten geistigen Problemen

Neuere Studien lassen eine potentielle Wirksamkeit vermuten bei:

- Demenz [8, 9, 10]
- Depression, Angst- und Zwangsstörungen, ADHS, Schlafstörungen [11]
- sonstigen degenerativen Erkrankungen des Gehirns [10]
- Erkrankungen des Magens [12]
- Krebs [13,14]

Vergleich mit Johanniskraut

Auch Johanniskraut wirkt stimmungsaufhellend, angstlösend und antidepressiv. Dazu begünstigt es, ähnlich wie Sideritis scardica, die Wundheilung. Der lateinische Name *Hypericum performatum* leitet sich davon ab, dass diese Pflanze zum Schutz vor Geistern früher oberhalb von Götterbildern angebracht wurde und weil die Blätter wie punktiert aussehen.

Der deutsche Name „*Johanniskraut*“ wurde zur Erinnerung an *Johannes den Täufer* verliehen. Denn gerade um dessen Geburtstag zu Mittsommer steht es in seiner vollen Blüte und soll die stärkste Heilwirkung haben [15].
Johanniskraut stellt damit das einzige bisherige pflanzliche Antidepressivum dar, was offiziell empfohlen wird. Entsprechend der AWMF-Leitlinien gilt es als wirksam bei der Behandlung einer leichten bis mittelschweren Depression [16]. Bei schwereren Krankheitsformen zeigt es keine Wirkung. Die Anwendung bei anderen Erkrankungen wie nervöser Unruhe und Schlafstörungen ist letztlich nicht ausreichend belegt [17].

Dazu kommt aber, dass die Einnahme von Johanniskraut die Sensibilität der Haut für Licht erhöht, was zu schweren Verbrennungen durch Sonnenbrände führen kann, insbesondere bei hellen Hauttypen, was bedeutet, dass es im Gegensatz zum Griechischen Eisenkraut nicht völlig unbedenklich ist.

Außerdem gilt die Wechselwirkung mit anderen Medikamenten und Johanniskraut als schwierig, da diese Pflanze gewisse Stoffwechselenzyme beeinflusst, welche einen Zusammenhang mit der Medikamentenwirkung haben.
So kann es zur Verminderung der Wirksamkeit von Medika-

menten kommen. Beispielsweise kann die Wirksamkeit der „Pille“ vermindert sein. Andere Medikamente wiederrum können durch die Kombination mit Johanniskraut verstärkt wirken und damit für den Körper schnell gefährlich werden. Daher ist bei Einnahme von Johanniskraut, sei es als Tee oder Medikament, dringend die Absprache mit dem behandelnden Arzt erforderlich.
Sideritis scardica können Sie ohne Einschränkungen und ärztliche Beratung bedenkenlos genießen.

Vergleich mit dem „einheimischen“ Eisenkraut

Auch in Mittel-Europa gibt es eine antike Heilpflanze, die unter dem Namen „Eisenkraut“ (*Verbena officinalis*), aber auch „*Druidenkraut*“ oder „*Heiligkraut*“, „*Tränen der Isis*“, „*Merkurblut*“ u.v.m. bekannt ist. Ihr römischer Name „*verbenaca*“ bedeute „*heiliger Zweig*“ aber auch sowas wie „*Zauberstab*“ [7].

Ihr englischer Name ist *Verbena.* Südamerikanische Verbene-Arten sind durch ihr Zitrusaroma bekannte und beliebte Teesorten für den Hausgebrauch [18].
Sie stammt, wie das Griechische Eisenkraut, aus der Mittelmeerregion und hat sich wild bis nach Mitteleuropa ausgebreitet.
Ähnlich wie beim Griechischen Eisenkraut wächst die Pflanze 50-80 cm hoch und trägt ährenhafte Blüten. Allerdings in hellrosa. Statt an Berghängen findet man es an Wegrändern oder auf Weiden.

Auch das „einheimische“ Eisenkraut ist eine sehr wichtige Heilpflanze mit langer Tradition. Der Name „*Druidenkraut*“ stamme daher, dass es wohl von den Druiden in Gallien damals sehr hoch geschätzt wurde und im Mittelalter sich in fast jedem Zaubertrunk befunden haben soll. Auch sollen heilige Kränze damit gebunden und die Altäre des Jupiter mit dieser Pflanze gereinigt worden sein.

Auch hier gibt es eine ganze Bandbreite an überlieferten Anwendungsmöglichkeiten, die denen des Griechischen Eisenkrautes sehr ähneln, aber heute größtenteils in Vergessenheit geraten sind:

- Äußerliche Anwendung als Waschung oder Umschlag bei Wunden und Ekzemen.

- Innerliche Anwendung als Tee oder alkoholische Tinktur bei Erkältungskrankheiten, Verdauungsbeschwerden, Frauenleiden, zur Unterstützung des Immunsystems, zur Entgiftung und Nervenstärkung.

Halten Sie die Augen offen! Vielleicht begegnet diese Pflanze Ihnen ja bei einem Ihrer nächsten Spaziergänge!

Medizingeschichte nach Wolf Dieter Storl

Um Ihnen die Entstehung unserer heutigen Medizin mit insbesondere den Wurzeln näher zu bringen, habe ich diverse Bücher des Kulturanthropologen Wolf Dieter Storl gelesen, was mein Wissen durch das Studium ergänzt hat.

Der Ursprung der Medizin soll im alten Ägypten 1500 vor Christus liegen. Damals waren im Nildelta bereits Aderlässe, Abführ- und Brechmittel bekannt; die, ähnlich wie der Nil, „Gifte" aus dem Körper schwemmen sollten.

400 Jahre vor Christus waren dann Asklepios und Hippokrates im antiken Griechenland die Vorreiter unserer Heilkunst. Krankheiten waren nun nicht länger ein „göttlicher Fluch". Vielmehr begann man sich in der Gelehrten-Medizin mit der Säfte-Lehre auseinandersetzen, die der römische Arzt *Galen* 150 nach Christus in Europa populär machte und die fast 1500 weitere Jahre Gültigkeit behielt.

Die damaligen Ärzte gingen von einem Ungleichgewicht der vier Körpersäfte Schleim, Blut, gelbe und schwarze Galle aus, die im damaligen südeuropäischen Raum auch den vier Jahreszeiten zuzuordnen waren. Es wurde zwischen dem warmen und feuchten Frühjahr (*Blut*), dem warmen und trockenen Sommer (*gelbe Galle*), dem kühlen und trockenen Herbst (*schwarze Galle*) und dem kalten und feuchten Winter (*Schleim*) unterschieden. Ein Zuviel oder Zuwenig war aus damaliger Sicht krankheitsursächlich.

Auch die Ayurveda-Medizin, die in Indien seit über 3000 Jahren bis heute populär ist, fußt mit ihrer Einteilung in die drei Energietypen „*Doshas*" auf die Betrachtung der Natur und ihre Vorgänge. So ist die Einteilung (*ähnlich wie die*

Säftelehre nach Galen) nach den drei Jahres- bzw. Monsunzeiten vorgenommen worden. Krankheit entsteht auch wieder bei einem Ungleichgewicht der drei Qualitäten.

Pitta: Steht für Feuer und Hitze und soll z.B. bei Entzündungen erhöht sein.
Kapha: Steht für Kälte und ist mit übermäßiger Flüssigkeits- und Schleimbildung assoziiert.
Vata: Steht für Wind und wird mit vermehrter Unruhe und Nervosität in Zusammenhang gebracht.
Die Natur als Makrokosmos mit seinen Gesetzen und Gegebenheiten, war Vorbild für die Vorgänge im Menschen, der als Mikrokosmos im gleichen System betrachtet wurde.

Das „Volk" glaubte an Naturgottheiten, Zwerge, Elfen aber auch böse Geister und Dämonen. Im derzeitigen Krankheitsverständnis sah man eine „Besiedlung" des Menschen (*oder der Tiere*) durch böse Gestalten, Verwünschung oder einen Befall mit z.B. „Würmern" (*nicht im biologischen Sinne*) als ursächlich für jegliche Gebrechen an.

Dazu gab es in der Natur auch gleich die Heilmittel für dort häufig vorkommende Krankheiten. Vor allem Pflanzen wie Heilkräuter, aber auch Wurzeln, Pilze und vieles mehr, fanden ihre Anwendung beim Menschen. „Die Apotheke" für jedes Leid fand sich in Feld, Flur oder dem Wald.

Seit dieser Zeit ist Griechisches Eisenkraut eine im Mittelmeerraum und auf den Balkaninseln bekannte und weit verbreitete Heilpflanze, die bei Entzündungen und Erkältungen verabreicht wurde. Ihr lateinischer Name *Sideritis scardica* leitet sich von *Sideros* (griechisch: *Eisen*) ab. Diese Bezeichnung käme von der ersten überlieferten Anwendung der Pflanze bei Verletzungen mit (Eisen-) Waffen. Weitere traditionelle Anwendung hat der Tee zur Stimmungsverbesserung, zur Stärkung der Geisteskraft und bei altersbezogenen Problemen erfahren [2].

So sollen sich die Schafhirten mit Griechischem Bergtee gestärkt und erfrischt haben[3], aber den Tee auch als „Feierabendgetränk" genossen haben, um nach stressreichen Tagen für Entspannung, besseren Schlaf und Wohlbefinden zu sorgen [5]. Gerade Hirten und dem ungebildeten „einfachen Volk" wurde ein großes Sachverständnis bezüglich natürlicher Heilkunde nachgesagt, waren sie doch Tag und Nacht draußen und auf beinahe wundersame Weise verbunden mit der Natur und ihren Tieren.

Die Frau des Hauses, die Großmutter oder die weisen alten Frauen eines Dorfes oder Stammes, gingen frühmorgens (*insbesondere zu Neumond und an besonders günstigen Tagen wie Mitsommer oder zur Kräuterweihe /Maria Himmelfahrt*) seit jeher hinaus und suchten die passende Medizin für jedes Gebrechen.

Dabei gingen Medizin und Ernährung untrennbar ineinander über. Heilkräuter wurden zu Tee verarbeitet, später in Brote mitgebacken, in Biere gemischt oder als Salbe verwendet. Dieses Wissen wurde dann von Generation zu Generation weitergegeben.

Der ursprüngliche Schamanismus wurde gelebt. Das Heilen mit Pflanzen, aber auch Spiritualität. Mit „*Wort und Wurz*" heißt es, also mit einem Heilkraut, aber auch dem entsprechenden heilsamen (Zauber-) Spruch und besonderen Ritualen. Bis heute ist diese Heilweise bei den Naturvölkern zu beobachten. Pflanzen wurden als Göttinnen verehrt und dementsprechend behandelt. Man bat um ihre Hilfe und verband sich mit ihrer Seele. Jede Pflanze wurde als heilsam (*für oder gegen etwas*) angesehen. Häufig wurde durch ihr Aussehen, die sogenannte „Signatur“, auf ihre Wirkung für den Menschen geschlossen.

Schamanen gibt es weiterhin (*wenn auch viel weniger*) überall auf der Welt verteilt. Insbesondere bei den wenigen noch ursprünglich lebenden „Indianern“ und in Ostsibirien, hat sich dieses uralte Wissen erhalten. Aber auch in Nepal, bei den Medizinmännern in Afrika und in Südamerika, trifft man noch solch tätige Kollegen.

Auch mich reizt diese Behandlungsform sehr, ist sie doch durch Kräutermedizin für den Körper und „Geistermedizin“ für die Seele, die wohl ganzheitlichste Behandlung überhaupt. Dazu muss sie wirksam sein, sonst bliebe sie nicht als seit Jahrtausenden übermitteltes Wissen erhalten.

Versuchen Sie es!
Bei einer Tasse Heilkräutertee, einem liebevollen Genesungswunsch für sich selbst und einem stillen Gebet, an was auch immer sie glauben.
Vielleicht am ehesten an die Selbstheilungskräfte ihres Körpers. [19]

Hildegard von Bingen

Mit Hildegard von Bingen, einer universalgelehrten Nonne aus dem Benediktinerorden, wurde die Kräuterheilkunde (*selbst in der Kirche*) „salonfähig". Diese weise Frau, der hellseherische Fähigkeiten nachgesagt wurden, verband das Naturwissen des Volkes mit den „angesagten" Pflanzen im Klostergarten, die meist nicht heimischen Ursprungs waren.

Aufgrund des damaligen Klimas wuchsen in ihrem Garten Feigen, Datteln und Zimt. (*Gut möglich, dass auch unser Griechisches Eisenkraut unter einem anderem Namen dabei war.*) Denn aufgrund ihrer in schwieriger Schriftsprache verfassten Texte sind einige Pflanzen, über die sie schreibt, nicht genau zuzuordnen.

Hildegard von Bingen verstand Krankheiten u.a. als einen „Mangel an Lebensfreude und Gottesferne".

„*Gegen jede Pflanze ist ein Kraut gewachsen*" stamme von ihr.

Aber auch: „ *Die Seele liebt in alle Dingen das diskrete Maß. Wann auch immer der Körper des Menschen etwas isst oder trinkt oder etwas anderes dieser Art verrichtet, werden die Kräfte der Seele verletzt. Daher soll sich der Mensch selbst das rechte Maß auferlegen.*" [20]

Neben ihrer Klostertätigkeit verfasste sie medizinische Abhandlungen, Dramen und Musikstücke. Die nach ihr benannte „*Hildegard-Medizin*" ist bis heute populär. Insbesondere auch, weil diese Nonne versuchte, mit ihrer Heilkunde nicht nur Symptome zu bekämpfen, sondern vielmehr Ursachen zu erkennen und zu behandeln.

So werden nach Hildegard unterschieden:

- Krankheiten durch Vererbung
- Seelisch bedingte Erkrankungen
- Krankheiten durch falsche Ernährung

Auch sie hatte einen ganzheitlichen Denkansatz und beschrieb eine Verbindung von Körper und Seele, Natur und Kosmos.
Pflanzen sah Hildegard von Bingen mit ihrer „Grünkraft“ als Vermittler heilender göttlicher Kräfte. Sowohl bei „innerer Anwendung“, aber auch durch bewusste langsame und achtsame Spaziergänge in der Natur.
Ihre Heillehre fußt neben der Kräuterheilkunde auf den Säulen Ernährung, Ausleitungsverfahren, Heilfasten sowie dem Gebet.

Steckbrief Hildegard von Bingen[20]**:**

- Geboren 1098 als 10. Kind einer adligen Familie
- Mit 8 Jahren Beginn der Ausbildung in Lesen, Schreiben und Klostermedizin
- Mit 16 Jahren freiwilliger Eintritt ins Kloster
- 1136 Wahl zur Äbtissin gewählt worden
- 1141 erstmalige Schriften ihrer Visionen zum Thema Theologie und Psychologie
- 1148 nach Prüfung durch Papst als „Seherin vom Rhein“ weltweit bekannt
- 1158-1178 Verfassung weiterer Schriften zum Thema Medizin und Naturkunde sowie Musikstücke
- 17.09. 1179 Tod (*wohl an dem Tag, den sie Jahre vorher selbst vorausgesagt hatte*)

Mittelalter -
Verbannung der unchristlichen „Hexenmedizin“

Mit der zunehmenden Macht der Kirche und der „Gelehrtenmedizin“, mit der sich die Mächtigen behandeln ließen, wurde dieses Wissen aber immer unterbunden und galt von da an (*bis heute*) als primitiv oder auch „verrückt“.

Die Natur wurde durch die Veränderungen durch den sich ausbreitenden Menschen und seiner jeweiligen „Errungenschaften“ immer weiter zerstört, die „Naturapotheke“ abgeholzt und derartiges Wissen eingedämmt, später verboten und bestraft. Die Medizin wurde professionalisiert. Ein Studium eingeführt.

Es trennte sich mit dem „Bader“ die Chirurgie von der Inneren Medizin der „Ärzte“. Die Bader waren eher fürs Grobe zuständig wie Zähne ziehen, Aderlass und Schröpfen. Die studierten Ärzte ihrerzeit heilten nach jeweiligem Kenntnisstand mit „sanfteren“, aber wohl noch gefährlicheren Methoden durch anorganische Stoffe; die ersten „Medikamente“, verabreicht als Trunk oder Pulver.

Die ursprünglich weibliche Medizin wurde männlich. Ich behaupte, sie verlor Intuition und Feingefühl. Nicht-studierte durften nicht mehr heilen.

Es ebnete sich langsam aber sicher der Weg, der später zur Hexenverbrennung führte, bei der viele weise und heilkundlich begabte Frauen ihr Leben (*und die Menschen ihr ursprüngliches Wissen*) verloren.

Mit der Pest im 14. Jahrhundert, für die das „sündhafte Leben des Volkes“ sowie „Hexenzauber“ verantwortlich gemacht wurden, ging es den „heilenden Hexen“ immer mehr an den Kragen.

Im 16. Jahrhundert war der Schweizer Arzt, Philosoph und Alchemist *Theophrastus Bombast zu Hohenheim*, besser bekannt als *Paracelsus*, einer der bedeutendsten Ärzte Europas. Er kritisierte die bisherige medizinische Säfte-Lehre, verfasste seine Schriften in Deutsch statt Latein und wandte sich mehr der Naturheilkunde zu. Auch er beschreibt die Ähnlichkeit zwischen Mikro- und Makrokosmus, also zwischen Mensch und Welt. Auch er nimmt eine Dreiteilung der Krankheitsursachen vor.

„*Alle Dinge sind Gift, und nichts ist ohne Gift; allein die Dosis machts, dass ein Ding kein Gift sei.*“ [21], ist das Zitat von ihm, was ich persönlich am meisten zitiere. Es ist bis heute stimmig und, wie ich finde, universell auf alles anwendbar.

Schulmedizin- vom Bader und „Quacksalber“

Während die naturheilkundlich tätigen und mit „dem Teufel im Bund“ stehenden Frauen ermordet wurden, „heilten“ gelehrte Ärzte nach der Syphilis-Pandemie die meisten Krankheiten mit Quecksilber. Daher wohl der Begriff des „Quacksalbers“, der auch bis heute gelegentlich noch zu hören ist.

Nach der rationalen Medizin der Aufklärung im 18. Jahrhundert, rehabilitierte Sebastian Kneipp im 19. Jahrhundert neben seinen berühmten Wasser-Therapien auch die Kräuterheilkunde. Das Zitat „*Das vom Schöpfer der Menschheit verliehene Wasser und die aus dem Pflanzenreich ausgewählten Kräuter machen das Wesentliche aus, Krankheiten zu heilen und den Körper gesund zu machen.*“ [22] stammt vom Pfarrer Kneipp. Seine Schülerin Maria von Treben führte sein Werk als Kräuterfachfrau und Christin fort. Sie schreibt in ihrem Buch „*Aus meiner Hausapotheke*“:

„Im wohlbestellten Garten Gottes fand ich all die Heilkräuter, die mir halfen, meine Gesundheit zu erhalten.“ [23].

Anwendung bei psychischen Erkrankungen

Griechisches Eisenkraut soll bei psychischen Erkrankungen hilfreich sein. Um die Entstehung selbiger nachvollziehen zu können, ist es wichtig, einen kurzen Ausflug in das Gehirn und seine Funktionsweise zu wagen. Da es aber nicht nur eine Ursache für Krankheiten der Psyche und des Nervensystems gibt, soll diese Darstellung nicht den Anspruch auf Vollständigkeit erheben, sondern Ihnen nur ein Beispiel geben.

Denn das Gehirn ist ein selbstständiges Organ und bis heute in seiner Funktionsweise nicht vollständig erforscht und verstanden. Vielmehr spricht man von „Hypothesen“.

Eine Hypothese zur Krankheitsentstehung betrifft die kleine Nervenzelle und ihre Interaktion mit der Umwelt durch bestimmte Stoffe. Daher stelle ich Ihnen zunächst einen Überblick der wichtigsten Botenstoffe im Gehirn für die Nervenzellen dar. Anschließend möchte ich kurz auf die wichtigsten psychischen Erkrankungen eingehen, die damit im Zusammenhang stehen.

Zum Schluss präsentiere ich Ihnen aktuelle Studienergebnisse, bei denen die Wirksamkeit des Griechischen Eisenkrauts bei diesen Krankheitsbildern nachgewiesen werden konnte.

Wichtige Neurotransmitter für das Gehirn: Serotonin/Noradrenalin/Dopamin

Für das „reibungslose Funktionieren“ unseres Gehirns sind chemische Verbindungen, die sogenannten *Neurotransmitter*, nötig, um Botschaften zwischen den Nervenzellen zu übermitteln. Einige dieser Stoffe stellt das Gehirn selbst her, teilweise können Sie durch die Nahrung zugeführt werden.

Soll eine Datenvermittlung über Nervenzellen stattfinden, geschieht dies nicht durch direkten Kontakt. Denn zwischen den Nervenzellen besteht ein Spalt, der sogenannte „*synaptische Spalt*“. Durch verschiedene biochemische Prozesse gelangt nun der Botenstoff in diesen Spalt und wird durch Transportmechanismen der anderen folgenden Zelle wieder aufgenommen. Somit wird die Information übertragen.

Normalerweise merkt man von dieser „Datenübertragung“ nichts. Ist sie jedoch gestört, weil der Körper zu viel oder zu wenig der Botenstoffe produziert oder anderweitig auf dieses System eingewirkt wirkt (*z.B. durch Medikamente, Stress, ungesunde Ernährung, Drogenmissbrauch*), können schwere Krankheitsbilder auftreten.

Andererseits macht man sich das auch bei Medikamenten zu Nutze. An dieser Stelle wirken z.B. Antidepressiva wie die Serotonin-Wiederaufnahme-Hemmer, die die sonst übliche Wiederaufnahme des Botenstoffes im synaptischen Spalt hemmen. Über diese Hemmung der Wiederaufnahme in die Zelle liegt somit mehr Serotonin vor und kann verstärkt wirken.

Funktionen der Neurotransmitter im Gehirn

Serotonin: Dieser wichtige Botenstoff wird im Gehirn mit gesundem Schlaf, Wohlbefinden und ausgeglichener Stimmung assoziiert.

Noradrenalin: Dieser Neurotransmitter wird mit Wachheit, Aufmerksamkeit, Energie, Appetit und Lebensbejahung verbunden und stellt den wichtigsten Stress-Botenstoff dar [6].

Dopamin: Dieser Stoff steuert unser Glücksempfinden und löst ein Belohnungsgefühl aus. Des Weiteren steht er für Aufmerksamkeit und Motivation.

Serotonin und Dopamin wirken als Gegenspieler im Gehirn, gleichen sich normalerweise gegenseitig aus und bewirken so psychische Stabilität [25]. Noradrenalin wird aus der Vorstufe Dopamin gebildet und kann zu *Adrenalin*, einem weiteren Stresshormon, umgewandelt werden [6].

Mangelzustände und ihre Verknüpfung mit Krankheiten

1. Serotoninmangel - Depression, Ängste, Schlafstörungen und Sucht

Ein verminderter Serotoningehalt im Gehirn steht in vermutetem Zusammenhang mit vielen psychischen Erkrankungen. Schlafstörungen, vermehrte Müdigkeit, Ängste, Zwänge, die Neigung zu Suchterkrankungen und Stimmungstiefs können auftreten und Zeichen eines Mangels sein [2].

Ein Bluttest könnte eine erste Tendenz anzeigen, ist aber alleine nicht aussagekräftig genug. Serotonin kommt eben nicht nur im Gehirn, sondern auch in Lunge und Darm vor.

Oft wird eine „serotoninreiche" Ernährung empfohlen, um sich selbst mit genug „Glücksbotenstoffen" zu versorgen bzw. möglicherweise entstandene Mängel auszugleichen. So wird z.B. der Verzehr von Nudeln, Schokolade und Bananen sekundiert. Jedoch kann durch die Nahrung nicht der Serotoninmangel im Gehirn ausgeglichen werden. Die sogenannte „Blut-Hirn-Schranke" wirkt als eine Art Türsteher, der das Gehirn z.B. vor Infektionen aus dem Blut schützen soll, wehrt aber eben auch das Serotonin aus der Nahrung ab.

Es muss über ein „Vorläuferprodukt", eine bestimmte Aminosäure namens *Tryptophan*, zugeführt werden. Viel Tryptophan ist u.a. in Fisch und Nüssen enthalten.

2. Noradrenalinmangel – Depression, Ängste und Müdigkeit

Auch *Noradrenalin* stellt einen wichtigen Botenstoff für das Gehirn da. Ein Mangel kann zu Ängsten führen und ebenfalls Depressionen begünstigen [2]. Weiterhin vorstellbar ist ein Zusammenhang mit Müdigkeit und Aufmerksamkeitsproblemen. Durch Dauer-Stress entsteht über körpereigene Regulationsprozesse schließlich ein Noradrenalinmangel [24].

Noradrenalin wird über die Vorstufe der Aminosäure *Tyrosin* durch den Körper selbst gebildet. Tyrosinhaltige Nahrungsmittel sind z.B. Sojaprodukte, Eier, Fleisch und Käse.

3. Dopaminmangel – Morbus Parkinson und Depression

Ein Mangel an Dopamin liegt bei *M. Parkinson* vor, einer Erkrankung, die mit Bewegungsstörungen und dem typischen „Zittern" einhergeht. Aber auch depressive Verstimmungen und verminderte Motivation („Antrieb") können auftreten.

Durch Drogenmissbrauch entsteht zunächst ein Dopaminüberschuss, welcher das Belohnungssystem anheizt und dadurch zur Abhängigkeit führen kann. Außerdem versucht das Gehirn selbst gegenzusteuern und hemmt letztlich die Wiederaufnahme von Dopamin, was langfristig zu Mangelzuständen führen kann.

Dopamin entsteht u.a. auch aus Tyrosin und kann daher über eiweißreiche Nahrungsmittel zugeführt werden.

Zu viel des Guten ist auch schlecht

1. Serotonin-Überschuss und das Serotonerge Syndrom

Das *Serotonerge Syndrom* oder auch *Serotonin-Syndrom*, bei dem übermäßig viel Serotonin die Körper- und Gehirnfunktionen beeinträchtigt, stellt ein gefährliches Krankheitsbild dar und muss unter Umständen auf der Intensivstation behandelt werden [13]. Es entsteht z.B. bei unsachgemäßer Anwendung von Medikamenten gegen einen Serotoninmangel oder bei Kombination derer mit Drogen. Bewegungsstörungen, Verwirrtheitszustände, Angespanntheit oder Fieber können auftreten und müssen behandelt werden.

2. Noradrenalin-Überschuss: Stress lass nach!

Da Noradrenalin als wichtigster anregender Botenstoff [6] fungiert, entsteht ein Überschuss bei dauerhafter Aktivierung des körpereigenen Stress-Systems (*Sympathicus*), was zu vielen stressbedingten Erkrankungen führen kann. Er tritt häufig gleichzeitig mit einem Serotoninmangel auf und begünstigt dementsprechend alle damit einhergehenden, bereits oben genannten Beschwerden.

3. Dopamin-Überschuss: Schizophrenie und ADHS/ADS

Dopamin wirkt in etwa wie ein „Filter" und reguliert den Informationsaustausch zwischen den Nervenzellen, insbesondere was die Wahrnehmung von Informationen betrifft. Bei zu viel Dopamin kann es zu Wahrnehmungsstörungen kommen, was sich ungünstig auf das gesamte Denken und Empfinden auswirken kann. Das Krankheitsbild der *Schizophrenie*, wobei es klassisch zu Fehlwahrnehmungen wie Halluzinationen

kommen kann, wird z.B. mit einem Dopaminüberschuss in einigen Bereichen des Gehirns in Verbindung gebracht.
Aber auch beim Aufmerksamkeits- Defizit- (*und Hyperaktivitäts*) -Syndrom, dem „ADHS“ bzw. „ADS“; soll diese unzureichende Filterfunktion übermäßige Unkonzentriertheit und Ablenkbarkeit erklären, da wichtige Informationen nicht von unwichtigen getrennt werden können [27].

Depression-tödliche Erkrankung mit vielen Gesichtern

Häufigkeit:

Laut der „Deutschen Depressionshilfe“ leidet ungefähr jeder fünfte Erwachsene in Deutschland mindestens einmal im Leben an einer Depression [28]. Das sind schätzungsweise mehr als fünf Millionen Menschen, womit die Depression zu den Volkskrankheiten zählt.

Als Volkskrankheiten bewertet werden Krankheiten, die aufgrund ihres häufigen Vorkommens bedeutsam sind für das Gesundheitssystem, aber auch für die Wirtschaft [29]. Das heißt, diese Erkrankung ist so häufig, dass die Behandlungskosten und die wirtschaftlichen Schäden durch Fehltage und Leistungsminderung immens sind und dem ganzen Gefüge schaden. Mal ganz davon abgesehen, was es für jeden einzelnen Erkrankten bedeutet, unter Umständen dauerhaft traurig und leistungsunfähig zu sein.

Da mit zunehmendem Alter durch körperliche Erkrankungen, Verlust des Lebenspartners und Vereinsamung auch das Risiko für Depressionen zunimmt, dürfte die Dunkelziffer noch viel höher sein. Hinzu kommen auch noch die betroffenen Kinder und Jugendlichen. Man nimmt an, 3-10 % von ihnen leiden an Depressionen [25]. Bei etwa der Hälfte verschwindet die Krankheit wieder. Die andere Hälfte behält sie bis ins Erwachsenenalter und womöglich ein Leben lang. Frauen sollen etwa doppelt so häufig wie Männer betroffen sein [28]. Bei Kindern ist das Verhältnis noch ausgeglichen [25].

Meine persönliche Meinung ist, dass Frauen nur häufiger darüber reden und sich allgemein weniger scheuen, psychiatrische oder psychologische Hilfe in Anspruch nehmen. Männer erkranken bei Stress und Problemen möglicherweise eher an körperlichen Erkrankungen wie z.B. Bluthochdruck, Rückenschmerzen oder Magenproblemen. Oder ertränken ihre Sorgen klassischerweise in Alkohol.

In meinem beruflichen wie privaten Umfeld sind Depressionen seit jeher präsent. (*Ich wette, Sie als Leser kennen auch mindestens einen Menschen, der erkrankt ist.*) Sie ruinieren Karrieren und Lebenspläne und verursachen sehr viel Leid bei den Betroffenen.
Aber natürlich auch den Angehörigen, die oft nicht nachvollziehen können, wie so ein Mensch sich fühlt, gefangen in sich selbst, im „dunklen Tal" seiner Gedanken. Wohl dem, der einen Ausweg findet oder Hilfe bekommt.

Der Zugang dazu war nie einfacher und doch bekommen viele Leute keine passende Behandlung, weil Therapeuten, Arztpraxen und Krankenhäuser überfüllt sind und lange Wartelisten haben. Sich selbst aus der Depression zu befreien ist sehr schwer. Unwahrscheinlich wird das Aufstehen, wenn man keine Kraft mehr dazu hat und keinen Sinn im Leben sieht. Manchen erscheint der Freitod dann wie der Ausweg. Kein Wunder, dass bei Depressionen die Suizidrate um das 20-fache (!) steigt [30].

Ursachen:

Die Gründe an einer Depression zu erkranken, sind so mannigfaltig wie das Leben selbst: Probleme am Arbeitsplatz, dauerhafte Stressbelastung, Überforderung, Unterforderung, körperliche Erkrankungen, Medikamente ... um nur einige zu nennen.

Hinzu kommt das genetische Risiko, welches man in sich birgt, wenn Familienangehörige bereits an Depressionen leiden. Des Weiteren bekannt sind Veränderungen im Gehirn selbst, die bei Depressionen vermehrt auftauchen wie z.B. ein verminderter Spiegel an Serotonin, dem sogenannten „Glücksbotenstoff."

Wir Psychiater nennen das *„multifaktoriell"*. Es gibt viele mögliche Faktoren und Ursachen die dazu führen, dass jemand psychisch krank wird und an einer Depression erkrankt. Manchmal ist es nur der berühmte „Tropfen", der das „Fass zum Überlaufen" bringt.
Manchmal finden sich auch keine erkennbaren Gründe.

Im Umkehrschluss bedeutet das: Jeder Mensch, egal welchen Alters, Geschlechts oder durch welche Lebensumstände bedingt, kann erkranken. Die Depression ist keine Erkrankung, die sich irgendwelchen gesellschaftlichen Zwängen unterwirft. Und auch keine, die man sich aussucht.

Symptome:

Bevor Sie jetzt in Panik verfallen: Traurige Gemütszustände sind ganz normal und gehören zum Leben dazu.
Jeder kennt die „schlechten Tage“, an denen nichts klappt, man lustlos und niedergeschlagen ist und sich am liebsten unter der Bettdecke verkriechen würde.
Jeder kennt schlimmen Kummer, verursacht durch den Tod eines Angehörigen, die Trennung vom Partner, die Kündigung der Arbeitsstelle usw.

Der Unterschied zur Depression ist:

- die Dauer der Verstimmung
- das Ausmaß der Beeinträchtigung

Man spricht erst von *Depression*, wenn die Traurigkeit länger als zwei Wochen fortlaufend anhält, weitere Beschwerden dazu kommen und es nicht mehr möglich ist, seinen Alltag ungestört zu gestalten. So ist es bei schweren Depressionen nicht möglich zu arbeiten oder zur Schule zu gehen.
Folgende Symptome entnehmen ich dem ICD-10, unserem ärztlichen Standardwerk, was zur Diagnosefindung dient [31]:

Hauptsymptome:

- anhaltende ungewöhnliche Traurigkeit
- Verlust von Spaß und Interesse an Dingen, die sonst Freude bereiten
- Verlust von Elan und schnelle Ermüdbarkeit

Um von einer Depression zu sprechen, müssen mindestens zwei der oben genannten Symptome gleichzeitig auftreten.

Nebensymptome:

- Selbstwertgefühl/Selbstvertrauen sinkt
- Unbegründete Selbstvorwürfe
- Schuldgefühle
- Gedanken an den Tod/Suizidgedanken bis - versuche
- Probleme sich zu konzentrieren
- Probleme mit dem Denken allgemein
- Motorische Unruhe oder „Starrheit“
- Schlafstörungen
- Appetits- bzw. Gewichtsverlust
- Libidoverlust

Auch von den Nebensymptomen müssen mindestens ein bis zwei vorkommen, um die Diagnose „Depression“ zu stellen.
Entsprechend dem Auftreten von Haupt- und Nebensymptomen unterteilt man die Depression in verschiedene Schweregrade, die das Ausmaß der Belastung darstellen.

Einteilung:

Leichte Depression	**Mittlere Depression**	**Schwere Depression**
2 von 3 Hauptsymptomen	2 von 3 Hauptsymptomen	Alle 3 Hauptsymptome
1-2 Nebensymptome (max.4)	3-4 Nebensymptome (max.6)	Mind. 8 Nebensymptome

Depression bei Männern

Männer erkranken rein statistisch nur halb so oft an Depressionen wie Frauen [28]. Mein klinischer Eindruck ist jedoch ein anderer: Meiner Meinung nach wird eine Depression bei Männern nur halb so oft richtig diagnostiziert wie bei Frauen. Ähnlich wie der Herzinfarkt bei der Frau seltener erkannt wird als beim Mann.

Das hängt sicherlich mit dem Bild von Männlichkeit in unserer Gesellschaft zusammen. Männer sollen stark und leistungsfähig sein. Ein Mann, der sich schwach und krank fühlt, passt nicht ins Bild. Vielleicht auch nicht unbedingt bei Ärzten, die zunächst andere Erkrankungen vermuten. Und wenn doch, leiden Männer an „Burn-out". Einer Überlastung durch übermäßige Arbeitsansprüche oder dergleichen. In Fachkreisen nichts anderes als eine Depression. Aber sie klingt weniger nach Schwäche und damit weniger bedrohlich.

Hinzu kommt, dass Männer im Allgemeinen nicht so offen über ihre Gefühle und Probleme reden. Häufig wird nicht erkannt, dass bestimmte Symptome immer wieder auftauchen oder in Kombination mit bestimmten Gegebenheiten auftauchen.

Ich behaupte, die nicht erkannte Depression bei Männern äußert sich häufig durch körperliche Symptome und Verhaltensauffälligkeiten. Vielleicht diagnostiziert der Arzt eine „psychosomatische Ursache". Das bedeutet, er sieht einen Zusammenhang zwischen körperlichen Beschwerden und seelischen Belastungen.

Typische körperliche Beschwerden nach ICD-10 [31] ***neben o.g. Nebensymptomen:***

- frühes morgendliches Erwachen
- morgendliches Stimmungstief

Dazu können z.B. auftreten:

- Kopfschmerzen
- Rückenschmerzen
- Bauchschmerzen und Verdauungsprobleme
- hoher Blutdruck und andere Herz-Kreislauferkrankungen (*bis zum Herzinfarkt*)
- Hauterkrankungen
- Wutausbrüche/Aggressionen
- vermehrter Alkoholkonsum
- riskantes selbstschädigendes Verhalten bis hin zu Suizidversuchen
- Frustessen, Frustkaufen …
- Kündigung von Arbeitsstelle
- Trennung von Beziehungen
- Aufgabe von Hobbys und sozialer Rückzug

Depression bei Kindern

Auch bei Kindern kann die Diagnostik einer Depression schwierig sein. Insbesondere jüngere Kinder leiden vorrangig unter „Schmerzen“- insbesondere den klassischen Bauchschmerzen. Aber auch Kopf- und Muskelschmerzen werden angegeben [25]. Hinzu kommen (*noch lange bevor die Traurigkeit wahrgenommen und benannt werden kann*) andauernde Wutanfälle und allgemein eine schnelle Gereiztheit. Jungen neigen dann oft zu Randalen und Ungehorsam. Die Mädchen ziehen sich eher zurück.

Zudem können auch bei Kindern Müdigkeit und Abgeschlagenheit auftreten, Schlafstörungen, Appetitsverminderung und Gewichtsverlust. Angst vor dem Tod, Todeswünsche und Suizidversuche als Zeichen einer schweren Depression sind bei Kindern eher seltener aber durchaus möglich.

Depression bei Jugendlichen

Jugendliche mit einer Depression zeigen durch schlechtere Leistungen in der Schule, dass es ihnen nicht gut geht [25]. Ähnlich wie Erwachsene ziehen sie sich zurück, treffen sich nicht mehr mit Freunden oder geben ihre Hobbys auf. Während sich Jungen tendenziell mit Alkohol oder Drogen betäuben, neigen Mädchen dazu, sich selbst zu verletzten.

Mitunter verselbstständigt sich dieses „Ritzen“ zu einer eigenen „Sucht“ und wird chronisch gebraucht, um mit Konflikten und Spannungen umzugehen. Klassisches Symptom auch bei Jugendlichen sind Schlafstörungen.

Bisherige Behandlung

Entsprechend der AWMF-Leitlinien [16], die dem derzeitigen Stand der Wissenschaft entsprechen und als „Gold-Standard" dienen, sollten leichte und mittlere Depressionen mit Medikamenten oder Psychotherapie behandelt werden. Bei schweren Depressionen wird gleich eine Kombinationsbehandlung empfohlen. Johanniskraut gilt bei einer leichten bis mittelschweren Depression als wirksam. Bei der schweren Depression muss auf Psychopharmaka zurückgegriffen werden.

Bei Psychopharmaka unterscheidet man:

- „Klassische" Antidepressiva wie z.B. *Trizyklische Antidepressiva* (TZA) oder *Monoaminoxidase- Inhibitoren* (MAOI), die sogenannten „*MAO-Hemmer*"

- „Moderne" Antidepressiva wie z.B. *Selektive Serotonin-Rückaufnahme-Inhibitoren* (SSRI), *Selektive Serotonin-/Noradrenalin-Rückaufnahme-Inhibitoren* (SSNRI), *Alpha2-Rezeptor-Antagonisten, Selektive Noradrenalin-Dopamin-Rückaufnahme-Inhibitoren* (Bupropion), *Melatonin-Rezeptor-Agonisten* (MT1/MT) und *Serotonin 5-HT2C-Rezeptor-Antagonisten* (Agomelatin)

Die sogenannten „klassischen" Antidepressiva werden schon sehr lange eingesetzt, wirken meist sedierend und sind häufig durch die starke Wirkung im Gehirn auch mit vielen Nebenwirkungen verbunden wie z.B. verschwommenes Sehen, Mundtrockenheit, Verstopfung. Die Fahrtauglichkeit kann herabgesetzt sein. „Moderne" Antidepressiva wirken eher aktivierend und sollen ein geringeres Nebenwirkungsprofil bieten (*Kopfschmerzen, Übelkeit*). Allerdings besteht hier durch die Aktivierung auch die Gefahr einer Zunahme von lebensmüden Gedanken und Handlungen bis hin zum Suizid. Je nach Patient muss das passende Medikament eindosiert und ggf. wieder ausgeschlichen werden. Regelmäßige Kontrollen der Blutwerte und des Herzens durch ein EKG sind notwendig.

Selbst-Test Depression

Kreuzen Sie an, welche Fragen Sie mit „Ja" beantworten und zählen Sie die Antworten zusammen. Bitte beachten Sie: Dieser Selbsttest und auch weitere in diesem Buch ersetzen niemals das Gespräch mit einem Arzt und dienen nur der Orientierung!

1. *Ich bin seit mehr als 2 Wochen die meiste Zeit traurig.*

Ja/nein

2. *Ich habe zu nichts mehr Lust und auch keinen Spaß mehr an irgendetwas.*

Ja/nein

3. *Ich kann mich zu den meisten Dingen nicht mehr aufraffen.*

Ja/nein

4. *Ich schlafe schlecht.*

Ja/nein

5. *Ich habe keinen Appetit mehr.*

Ja/nein

6. *Ich kann mich nicht gut konzentrieren.*

Ja/nein

7. *Ich habe Probleme meine Arbeit zu verrichten oder in die Schule zu gehen.*
Ja/nein

8. *Ich treffe mich nicht mehr mit Freunden oder Kollegen.*
Ja/nein

9. *Ich habe neuerdings Kopf-, Bauch- Rücken- oder Muskelschmerzen.*
Ja/nein

10. *Ich halte mein Leben für sinnlos und denke viel an den Tod.*
Ja/nein

0-2 Punkte:
Ihr Risiko an einer Depression erkrankt zu sein ist gering.

3-4 Punkte:
Bei Ihnen könnte eine leichte Depression vorliegen.

5-7 Punkte:
Sie haben deutliche Anzeichen für das Vorliegen einer mittelschweren Depression. Suchen Sie einen Arzt Ihres Vertrauens auf.

8-10 Punkte:
Sie leiden an einer schweren Depression.
Bitte begeben Sie sich in ärztliche Behandlung!

ADHS und ADS- Weit mehr als nur ein „Zappelphillip“

Häufigkeit

Die Aktivitäts- und Aufmerksamkeitsstörung mit vermehrter Bewegungsunruhe (*ADHS*), der sogenannten „*Hyperaktivität*“ oder ohne (*ADS*) ist *die* „typische“ psychiatrische Erkrankung bei Kindern und Jugendlichen [32]. So sind etwa 5% der jungen Patienten betroffen. Insbesondere Jungen, da bei ihnen diese Diagnose etwa viermal häufiger gestellt wird als bei Mädchen [25].

Das mag daran liegen, dass Jungen typischerweise ihre Probleme und Konflikte nach außen tragen. So gehört das ADHS zu den „*externalisierenden Störungen*“, was sich dann durch Symptome wie Unruhe, Konzentrationsprobleme, Wutanfälle sowie Aggression ausdrückt und mit diesem Krankheitsbild zusammengefasst werden kann.

Mädchen dagegen richten ihr „Unglücklichsein“ eher nach innen. Sie sind insgesamt meist ruhiger und neigen statt zu Wut eher zu Traurigkeit. Daher der Begriff „*Internalisierende Störungen*“ mit der Depression als dem bekanntesten Vertreter. Trotzdem gibt es natürlich ADHS/ADS auch bei Mädchen. Vielleicht wird diese Erkrankung auch bei Mädchen seltener erkannt, da Mädchen insgesamt meist „angepasster“ sind und seltener Ärger in der Schule machen als Jungs.

Es wird angenommen, dass sich bei etwa der Hälfte der betroffenen Kinder und Jugendlichen die Symptomatik zurückbildet. Die andere Hälfte leidet auch im Erwachsenenalter unter dieser Erkrankung, was nicht selten zu erheblichen Problemen im Berufs- und Privatleben führen kann und mit vermehrten Unfällen, Depression, Suiziden und Suchterkrankungen in Zusammenhang gebracht wird. Leider gilt ADHS selbst in Fachkreisen als *typische Erkrankung des Kindes* und wird von Erwachsenen-Psychiatern mitunter übersehen.

Immer wieder wird diskutiert, woran es liegt, dass heute immer häufiger diese Diagnose gestellt wird. Das kann zum einem daran liegen, dass die Diagnostikmöglichkeiten besser und die Scheu zum Psychiater zu gehen insgesamt weniger geworden sind. Gleichzeitig nimmt in unserer Leistungsgesellschaft der Druck auf Lehrer, Eltern und natürlich Schüler zu. Immer mehr Lernstoff muss vermittelt werden. Individuelles Eingehen auf die Schüler ist, mancherorts wo Förderschulen abgeschafft worden sind, gar nicht mehr möglich. Inklusion als Illusion.

Oft erbitten die Lehrer bei den Eltern die ärztliche Vorstellung beim Kinder- und Jugendpsychiater und manchmal direkt auch ein Medikament. Dazu kommt die ständige Reizüberflutung, denen die Heranwachsenden heute ausgesetzt sind bei Wegfall der körperlichen Bewegung, Spiele mit den Eltern oder Gleichaltrigen.

Ursachen

Auch bei ADHS gibt es eine Vielzahl an möglichen Ursachen. Sehr oft zu beobachten ist eine familiäre Neigung, die von Generation zu Generation weiter vererbt wird. Nicht selten bekommt man auf Nachfrage von den Eltern zu hören, dass Bruder/Vater/Onkel usw. „genauso“ waren oder bereits diagnostiziert worden sind. Häufiger geht diese Erkrankung auch mit Rauchen und Alkohol in der Schwangerschaft einher oder bleibt als Folge eines unreifen Gehirns bei Frühgeburten

bestehen [25]. Dazu kommen sicher allgemein ungünstige Faktoren wie Probleme mit den Eltern, die vielleicht selbst psychisch krank oder mit der Erziehung überfordert sind, fehlende Vaterfiguren, Bewegungsmangel, exzessiver Mediengebrauch und/oder ungesunde Ernährung.
Oft treten neben dem Aufmerksamkeitsdefizit-Syndrom noch andere Erkrankungen wie z.B. Depressionen, Tics, Verhaltensprobleme oder die Lese-Rechtschreibschwäche auf, die sich dann gegenteilig negativ beeinflussen können.

Symptome

Die Diagnose sollte erst gestellt werden, wenn unten genannte Punkte

- mindestens 6 Monate vorliegend sind
- vor dem 7. Lebensjahr begonnen haben
- in mehreren Lebensbereichen des Kindes zu beobachten sind (*also z.B. Schule, zu Hause, beim Arzt…*)
- nicht mehr als altersentsprechend zu bezeichnen und auch nicht durch andere Erkrankungen zu erklären sind
- eine deutliche Beeinträchtigung darstellen wie z.B. schlechte Schulnoten

Folgende Symptome nach ICD-10** [31] **sprechen für diese Erkrankung:

1. Unaufmerksamkeit

Dazu gehören Konzentrationsprobleme, häufiges Abgelenktsein im Unterricht oder bei den Hausaufgaben, Organisationsschwierigkeiten, ständiges Verlieren von Dingen wie Schlüssel/Federmappe/Jacke usw., mangelndes Durchhaltevermögen. Aber auch mangelnde Sorgfalt und „scheinbarer“

Ungehorsam (*häufig wird den Anweisungen von Eltern und Lehrern einfach nicht bis zum Ende zugehört, da inzwischen der vorbeifliegende Vogel draußen viel wichtiger erscheint*).

2. Überaktivität (Hyperaktivität)

Damit ist die vielbeklagte Bewegungsunruhe gemeint, das „Nichtstillsitzenkönnen" oder sehr lautes, wildes und z.T. auch gefährliches Spielen.

3. Impulsivität

Diese Kinder handeln oft aus einem Impuls heraus. Sie können nicht abwarten zu reden, bis sie an der Reihe sind oder neigen zu spontanen und unüberlegten Äußerungen bzw. Handlungen. Daher gelten sie dann in der Schule als „Störenfriede".

Symptomverlauf

Bei jüngeren Kindern imponieren vor allem starke motorische Unruhe, wenig Ausdauer (*insbesondere bei den ungeliebten Hausaufgaben*), Ablenkbarkeit und rasante Stimmungswechsel [25]. Mit zunehmendem Alter lässt die Bewegungsunruhe nach. Bei Jugendlichen findet sich dann eher ein planloses, unorganisiertes Verhalten, Schusseligkeit, Vergesslichkeit, impulsives und mitunter auch aggressives Auftreten.

Häufig gesellen sich dann durch Misserfolgserlebnisse in der Schule und ggf. Ablehnung bei Gleichaltrigen weitere psychische Erkrankungen wie Depression, massive Verhaltensprobleme und Suchtmittelgebrauch dazu [25]. Im Erwachsenenalter rücken oft die „Begleiterkrankungen" in den

Vordergrund. Impulsivität, Chaosneigung und unstrukturiertes Arbeiten mit allen Folgen für Ausbildung und Beruf bleiben meist erhalten.

Bisherige Behandlung

Auch für die Behandlung von Kindern, Jugendlichen und Erwachsenen mit AD(H)S gibt es Leitlinien-Empfehlungen [16]: Neben Elterntrainings, psychotherapeutischer Begleitung, Interventionen in Schule bzw. Arbeitsplatz und Ergotherapie (*z.B. per Biofeedback-Verfahren*), wird bei entsprechendem Schweregrad der Erkrankung eine Behandlung mit Medikamenten empfohlen:

„*Wenn eine medikamentöse Behandlung indiziert ist, sollen Stimulanzien (Methylphenidat, Amphetamin und Lisdexamfetamin), Atomoxetin und Guanfacin, als mögliche Optionen zur Behandlung der ADHS in Betracht gezogen werden.*"

Die Debatte zu Methylphenidat oder Ritalin® ist sicher bekannt und soll hier nicht länger ausgeführt werden. Fakt jedoch ist, dass Kinder, Jugendliche und Erwachsene mit Medikamenten behandelt werden, die zwar gut wirksam sind, aber unter das Betäubungsmittelgesetz fallen. Und natürlich Nebenwirkungen haben.

Pflanzliche Mittel sind bisher nicht etabliert.

Selbst-Test: ADHS/ADS

Kreuzen Sie an, welche Fragen Sie mit „Ja" beantworten und zählen Sie die Antworten zusammen. Bitte beachten Sie: Dieser Selbsttest und auch weitere in diesem Buch ersetzen niemals das Gespräch mit einem Arzt und dienen nur der Orientierung!

1. *Ich bin unkonzentriert bei der Erledigung meiner (Haus) Aufgaben.*
Ja/nein

2. *Ich lasse mich leicht von anderen Dingen ablenken.*
Ja/nein

3. *Ich arbeite häufig nicht sorgfältig genug und mache oft „Flüchtigkeitsfehler".*
Ja/nein

4. *Ich verliere schnell das Interesse an bestimmten Dingen.*
Ja/nein

5. *Ich verliere sehr oft persönliche Dinge oder vergesse, wo ich sie hingelegt habe.*
Ja/nein

6. *Ich kann beim Gespräch schlecht abwarten bis ich an der Reihe bin und rede oft dazwischen.*
Ja/nein

7. *Ich neige zu vorschnellen und unüberlegten Äußerungen und Handlungen.*
Ja/nein

8. *Ich kann bzw. konnte früher nie lange stillsitzen und muss/ musste mich ständig bewegen.*
Ja/nein

9. *Ich gelte in der Schule als „Störenfried“ oder „Klassenclown“ bzw. im Job als „Chaot“.*
Ja/nein

10. *Ich habe oft Ärger mit anderen wegen meines Verhaltens.*
Ja/nein

0-2 Punkte: Ihr Risiko an einer Aufmerksamkeitsstörung zu leiden ist gering.

3-4 Punkte: Bei Ihnen könnte eine leichte Ausprägung von ADHS/ADS vorliegen.

5-7 Punkte: Sie haben deutliche Anzeichen für das Vorliegen eines ADHS/ADS.

8-10 Punkte: Sie leiden mit hoher Sicherheit an einem Aufmerksamkeitsdefizitsyndrom.

Angst- und Zwangserkrankungen

Bei Angst- und Zwangserkrankungen handelt es sich eigentlich um zwei Erkrankungen. Da diese aber häufig kombiniert vorkommen, fasse ich sie in diesem Kapitel zusammen.
Streng abzugrenzen sind davon begründete Ängste oder zeitlich begrenzte Rituale, die vielleicht zwanghaft anmuten; aber keinerlei Einbuße an Lebensqualität bedeuten, sondern eher als gewinnbringend eingeordnet werden.

Häufigkeit

Angsterkrankungen sind ebenfalls sehr häufig bei Kindern und Jugendlichen, aber auch bei Erwachsenen zu beobachten. Im Klinikmanual Kinder- und Jugendpsychiatrie [25] wird bezüglich Angsterkrankungen von einem Auftreten bei 6-20 % aller Kinder und Jugendlichen berichtet.
Typischerweise sind hier die Mädchen wieder vermehrt betroffen. Panikstörungen und Phobien sind außerdem häufig in der Allgemeinbevölkerung anzutreffen. Laut netdoktor.de [33] leiden z.B. 35 % aller Menschen an einer Spinnenphobie. Jeder Dritte! Zwangserkrankungen sind etwas seltener. Im Kindesalter seien häufiger Jungen betroffen, später dreht sich das Verhältnis aber um.

Ursachen

Wie so oft gibt es viele Gründe, warum eine solche Störung auftreten kann. Natürlich besteht bei grundsätzlicher Veranlagung zu Ängsten und Zwängen in der Familie ein höheres Risiko, selbst daran zu erkranken. (Über-) Ängstliche und zwanghafte Eltern erziehen anders als gesunde Eltern, dienen als „Negativ-Modell“ und übertragen so unbewusst die Problematik auf die Folgegeneration. Oft bilden sich „falsche“ Verknüpfungen im Lernprozess des Gehirns und völlig ungefährliche Sachen (*wie hierzulande Spinnen*) werden mit einem irrationalen Angstgefühl belegt.

Zwänge werden oft deshalb zur Qual, weil der Zwangskranke selbst ihnen eine übermäßige Bedeutung und damit zu viel Aufmerksamkeit gibt, was dann Sorgen und negative Gefühle bewirkt, die dann wiederum durch Handlungen „neutralisiert“ werden müssen [25]. Dazu gibt es eine Reihe biochemischer Erklärungsmodelle, wobei die bereits genannten Neurotransmitter wieder ins Spiel kommen. Bei Ängsten geht man u.a. von zu viel Noradrenalin und zu wenig Serotonin als Botenstoffe im Gehirn aus. Ähnliches wird bei Zwangsstörungen vermutet.

Außerdem können ernsthafte körperliche Erkrankungen wie Tumore, Vergiftungen und Entzündungen zum Auftreten plötzlicher Zwänge führen [25]. Ganz häufig kommen auch Ängste und Zwänge zusammen mit Depressionen vor. Bei Kindern gibt es eine Häufung von Trennungsangst mit ADHS [25]. Bei Erwachsenen spielen manchmal Suchtmittel und Medikamentenmissbrauch eine Rolle.

Symptome

Je nach vorliegender Angststörung unterscheiden sich die Symptome. So findet man bei der Panikstörung eher vorübergehende „Angstattacken“ bis hin zur Todesangst. Bei chronischen Ängsten ein dauerhaftes *„ängstlich und besorgt sein*“. Bei Phobien tritt die Angst nur in ganz bestimmten Situationen (*z.B. bei Spinnen, beim Fliegen oder Vortrag halten*) auf. Allen gemeinsam sind begleitende körperliche Symptome wie Zittern, Schwitzen, Anspannung, Herzrasen, Kopf- und Bauchschmerzen [25]. Klassisch ist auch die sogenannte „Vermeidung“ angstauslösender Situationen, was dauerhaft die Angst immer größer werden lässt.

Bei Zwangserkrankungen unterscheidet man zwischen Zwangsgedanken und Zwangshandlungen. Typisch für diese sind ein quälendes „*Wiederholenmüssen*“ des Gedanken oder der Handlung, obwohl sie von den Betroffenen als unsinnig und störend erlebt werden [31]. Ein Beispiel wäre der Waschzwang, d.h. das ständige „*sich die Hände waschen müssen*“, weil man vielleicht meint, verschmutzt /beschmutzt zu sein, was extreme Ausmaße annehmen kann (*massive Hautschäden und Wasserrechnungen*).

Bisherige Behandlung

Entsprechend der Leitlinien [16] wird bei Angsterkrankungen ebenfalls eine Psychotherapie und eine medikamentöse Behandlung mit „modernen“ Antidepressiva empfohlen, die über die Hemmung der Wiederaufnahme von Serotonin (SSRI) oder Serotonin und Noradrenalin (SNRI) arbeiten.
Pflanzliche Heilmittel finden keine Erwähnung.
Auch bei Zwangserkrankungen wird ein ähnliches Vorgehen empfohlen.

Selbst-Test Angst und Zwang

Kreuzen Sie an, welche Fragen Sie mit „Ja“ beantworten und zählen Sie die Antworten zusammen. Bitte beachten Sie: Dieser Selbsttest und auch weitere in diesem Buch ersetzen niemals das Gespräch mit einem Arzt und dienen nur der Orientierung!

1. *Ich leide in bestimmten Situationen unter Angstattacken bis hin zur Todesangst.*
Ja/nein

2. *Ich bin generell ein sehr ängstlicher Mensch mit vielen Sorgen und Befürchtungen.*
Ja/nein

3. *Ich habe Angst in sozialen Situationen wie z.B. einen Vortrag halten, vor anderen zu essen oder fremde Leute etwas zu fragen.*
Ja/nein

4. *Ich ängstige mich vor speziellen Situationen wie Fliegen, einer Spinne oder einem Hund zu begegnen usw.*
Ja/nein

5. *In der entsprechenden Situation leide ich zusätzlich unter Herzrasen, Atemnot, Schwindel, Durchfall, Hitzewallungen o.ä.*
Ja/nein

6. *Ich vermeide inzwischen die Situationen in denen Angst auftritt.*
Ja/nein

7. *Ich habe immer wieder die gleichen Gedanken, die mich im Alltag stören und beeinträchtigen.*
Ja/nein

8. *Ich verbringe viel Zeit mit den immer gleichen Handlungen, die ich als unsinnig empfinde, aber gegen die ich mich nicht wehren kann.*
Ja/nein

9. *Diese Handlungen, zu denen ich mich selbst zwinge, sind nicht angenehm.*
Ja/nein

10. *Ich empfinde kurzzeitig Erleichterung, wenn ich die unsinnige Handlung vollzogen habe.*
Ja/nein

0-2 Punkte: Ihr Risiko an einer Angst- oder Zwangserkrankung zu leiden ist nicht bzw. leicht ausgeprägt.

3-4 Punkte: Bei Ihnen könnte eine Angst- oder Zwangserkrankung vorliegen.

5-7 Punkte: Sie haben deutliche Anzeichen für das Vorliegen einer Angst- und/oder Zwangserkrankung.

8-10 Punkte: Sie leiden mit hoher Sicherheit an einer Angst- und Zwangserkrankung.

Ess-Störungen

Häufigkeit

Man unterscheidet bei den Ess-Störungen im Wesentlichen zwischen der „Magersucht" (*Anorexie*) und der „Ess-Brech-Sucht" (*Bulimie*). Bei der Anorexie stehen Nahrungsverweigerung und das ständige Gefühl, trotz Abmagerung immer noch „zu dick" zu sein, im Vordergrund.

Die Bulimie geht weniger mit Gewichtsverlust und Auszehrung, wohl aber mit Schäden durch das ständige Erbrechen nach den Mahlzeiten, einher. Dazu kann es regelrechte „Fress-Attacken" geben, die sich mit dem Erbrechen „abwechseln". Ess-Störungen sind vorwiegend in der Kinder- und Jugendpsychiatrie (*aber zu einem Teil andauernd bis ins Erwachsenenalter*) ein häufig anzutreffendes Krankheitsbild, was fast nur bei Mädchen auftritt [25]. Etwa 1% aller Menschen erkranken einmal im Leben daran. Das größte Risiko besteht rund um die Pubertät, wenn plötzlich Schönheit, makelloses Aussehen und das Mithalten mit anderen Gleichaltrigen (*oder Stars*) wichtig werden.

Gefährlich daran ist, dass das „nicht essen" zur Sucht werden und die körperlichen Folgeschäden durch das (Ver-) Hungern sich zu lebensbedrohlichen Zuständen auswachsen können. Besonders für das Herz ist langes Hungern mit Gefahren verbunden. Auch der Hormonaushalt stellt bei entsprechendem Untergewicht seine Funktion ein. Die Regelblutung der meist pubertierenden Mädchen bleibt aus. Der Körper ist massiv in Not. 6 % der Erkrankten sterben daran [25].
Folgeschäden können Unfruchtbarkeit und Osteoporose, also eine vermehrte Knochenbrüchigkeit, sein.

Ursachen

Wie bei allen anderen psychischen Erkrankungen gibt es vielfältige Ursachen, die zur Ausbildung einer Ess-Störung führen können. Neben einer familiären Neigung gibt es bestimmte Rollenvorbilder zu Hause oder in der Gesellschaft, belastende Lebensereignisse (*viele berichten von Mobbing aufgrund eines „Übergewichts“*), bestimmte Persönlichkeitsmerkmale wie Perfektionismus und hoher eigener Leistungsanspruch, aber auch biologische Komponenten im Hirnstoffwechsel, die beteiligt sein können [25].

Ängste und Depressionen sind oft gesehene Begleit- oder Folgeerkrankungen, die das Krankheitsbild weiter verschlimmern bzw. auch erst zur Entstehung einer Ess-Störung beigetragen haben könnten. Bei der Bulimie besteht auch eine Neigung zu Persönlichkeitsstörungen wie die „*Borderline-Persönlichkeitsstörung*“, die mit dem Gefühl innerer Leere und Wertlosigkeit, Schwierigkeiten in zwischenmenschlichen Beziehungen, starken Stimmungsschwankungen und selbstzugefügten Verletzungen einhergeht.

Auch das Risiko für Suchterkrankungen steigt.
Andersrum stabilisieren sich aber auch diese Erkrankungen mit Stabilisierung der Ess-Störung.

Symptome nach ICD-10 (31):

Anorexie	Bulimie
Selbst herbeigeführter starker Gewichtsverlust (BMI unter 18)	Gewicht meist im Normalbereich (BMI 19-24)
Vermeidung bestimmter Speisen, die „dick“ machen	„Fress-Attacken“, häufig bestimmter „dick machender“ Nahrungsmittel, Erbrechen nach den Mahlzeiten, Gebrauch von Abführmitteln/Appetitzüglern
Körperwahrnehmungsstörung-trotz Abmagerung noch zu „dick“	Nach „Fress-Attacken“ wieder Hungerperioden, um nicht zuzunehmen
Ausfall der Periode	Periode meist erhalten
Häufiges Frieren, Zittern, Krankheitsanfälligkeit	Starke Karies, Speise-röhren- und Magenprobleme, Elektrolytmangel
Depression/Angst begleitend vorkommend	Persönlichkeitsstörung, Suchter-krankungen begleitend vorkommend

Bisherige Behandlung

Je nach Schweregrad und Begleitsymptomatik, müssen Ess-Störungen z.T. erst einmal durch Sicherung des Überlebens per Zwangsmaßnahmen wie einer Magensondenernährung behandelt werden. Anschließend werden psychotherapeutische Verfahren als erste Wahl zur Behandlung der Anorexie angesehen [4]. Zur Wirksamkeit einer medikamentösen Intervention gäbe es nur unzureichende Beweise, sie wird nicht primär empfohlen.

Bezüglich der Bulimie geht man davon aus, dass die Kombinationsbehandlung aus Psychotherapie und antidepressiver Medikation mit SSRI am hilfreichsten ist [4].

Selbst-Test Ess-Störungen

Kreuzen Sie an, welche Fragen Sie mit „Ja" beantworten und zählen Sie die Antworten zusammen. Bitte beachten Sie: Dieser Selbsttest und auch weitere in diesem Buch ersetzen niemals das Gespräch mit einem Arzt und dienen nur der Orientierung!

1. *Ich wiege weniger als die meisten Gleichaltrigen.*
Ja/nein

2. *Ich finde mich dicker als die meisten Gleichaltrigen, wenn ich in den Spiegel schaue.*
Ja/nein

3. *Ich beschäftige mich sehr viel mit Ernährung und kenne den Kaloriengehalt der meisten Lebensmittel auswendig.*
Ja/nein

4. *Ich esse sehr langsam, kleine Portionen und befolge einen strengen Ernährungsplan.*
Ja/nein

5. *Meine Periode ist ausgeblieben, obwohl ich sie schon mal regelmäßig hatte.*
Ja/nein

6. *Ich friere leicht und bin häufig erkältet.*
Ja/nein

7. *Ich esse manchmal sehr große Mengen auf einmal, auch und besonders ungesunde Lebensmittel.*
Ja/nein

8. *Ich erbreche regelmäßig nach den Mahlzeiten, um nicht zuzunehmen.*
Ja/nein

9. *Ich benutze häufiger Abführmittel oder Appetitzügler.*
Ja/nein

10. *Ich habe Schuldgefühle und verachte mich, wenn ich (zu viel) gegessen habe.*
Ja/nein

0-2 Punkte: Ihr Risiko an einer Ess-Störung zu leiden ist nicht bzw. leicht ausgeprägt.

3-4 Punkte: Bei Ihnen könnte eine Ess-Störung vorliegen.

5-7 Punkte: Sie haben deutliche Anzeichen für das Vorliegen einer Ess-Störung. Bitte wenden Sie sich an einen Arzt.

8-10 Punkte: Sie leiden mit hoher Sicherheit an einer Ess-Störung und sollten umgehend ärztliche Hilfe in Anspruch nehmen.

Schlafstörungen

Häufigkeit

Schlafstörungen sind eine der häufigsten Probleme, die Kinder, Jugendliche und Erwachsene beklagen. Laut dem DAK-Gesundheitsreport von 2017 [34] gaben 80% aller Berufstätigen an, allgemein schlecht zu schlafen. Jeder zehnte Arbeitnehmer leide unter schweren Schlafstörungen. Tendenz steigend.

Zu unterscheiden sind die häufigen Ein- und Durchschlafstörungen von selten vorkommender totaler Schlaflosigkeit (*familiäre Insomnie*) bzw. der plötzlichen Einschlafneigung auch am Tage und bei Aktivität (*Narkolepsie*), auf die ich hier nicht näher eingehen möchte.

Neben dem „*zu wenig schlafen*" gibt es auch das „*zu viel schlafen*" (*Hypersomnien*) und den gestörten Tag- Nacht-Rhythmus bei dem tags geschlafen und nachts wach geblieben wird. Bei Kindern können noch Schlafwandeln, häufige Alpträume oder „Nachtschreck" (*lautes Schreien während des Schlafs*) vorkommen, die sich meist mit der Pubertät verlieren.

Schlafstörungen sind mit vielen psychischen wie körperlichen Erkrankungen verknüpft, erhöhen die Unfallgefahr und (*ähnlich wie chronische Schmerzen*) das Suizidrisiko, da sie mitunter als *absolut quälend* und *nicht auszuhalten* empfunden werden.

Ursachen

Schlafstörungen können Symptom oder Folge vieler verschiedener Erkrankungen sein. Bei den psychischen Erkrankungen ist die Frage nach dem Schlaf Standard.
Bei Depressionen, Angst- und Zwangsstörungen beispielsweise treten fast immer auch Schlafstörungen auf. Auch das hyperaktive Kind oder der chaotische Erwachsene mit ADHS kann schwer in den Schlaf finden.

Bei der Schizophrenie kann eine Schlafstörung das erste Symptom sein, lange bevor Wahrnehmungsstörungen wie Halluzinationen auftreten. Auch bei neurologischen Erkrankungen wie Demenz, nach Schlaganfall oder bei dem Restless-legs-Syndrom kann der Schlaf erschwert sein, ebenso bei Schmerzen, orthopädischen Problemen oder Schwierigkeiten mit dem Wasserlassen.

Natürlich stellen Daueranspannung durch berufliche Überforderung, Lärm, Hitze/Kälte, bestimmte Medikamente, Suchtmittel und Reizüberflutung durch PC/Handy Risiken dar. Ebenso wie Schichtarbeit.

Symptome nach ICD-10* [31]*:
nicht körperlich bedingte Schlafstörungen (Insomnie)

- mind. 3x/Woche eines Monats Ein- oder Durchschlafstörungen
- deutliches Leiden bzw. Einschränkung der Lebensqualität
- deutlich eingeschränkte Möglichkeiten in Schule/Beruf zu „funktionieren“

Bisherige Behandlung

Je nach Ursache der Schlafstörung sollte zunächst die Grunderkrankung (*z.B. eine Depression*) behandelt und auf allgemeine Schlafhygienemaßnahmen geachtet werden. Die Leitlinien [16] empfehlen außerdem erst psychotherapeutische Maßnahmen auszuschöpfen. Zur Entlastung könne man kurzzeitig auch Medikamente geben.

Hochdosierte Präparate mit Baldrian werden an pflanzlichen Mitteln genannt. Dazu Antihistaminika, (*die primär zur Allergiebehandlung genutzt werden, aber als Nebenwirkung auch einen sedierenden Effekt haben*) ebenso wie niedrig potente Neuroleptika.
Auf Beruhigungsmittel mit suchterzeugendem Charakter (*Benzodiazepine*) sollte verzichtet werden.

Selbst-Test zu Schlafstörungen

Kreuzen Sie an, welche Fragen Sie mit „Ja" beantworten und zählen Sie die Antworten zusammen. Bitte beachten Sie: Dieser Selbsttest und auch weitere in diesem Buch ersetzen niemals das Gespräch mit einem Arzt und dienen nur der Orientierung!

1. *Ich leide mindestens 3x/Woche daran, nicht einschlafen zu können.*
Ja/nein

2. *Ich leide mindestens 3x/Woche daran, nicht durchschlafen zu können und ständig nachts wach zu liegen.*
Ja/nein

3. *Ich fühle mich morgens unausgeschlafen und nicht leistungsfähig.*

Ja/nein

4. *Ich halte es kaum noch aus, nicht genügend zu schlafen.*

Ja/nein

5. *Ich leide unter regelmäßigen Alpträumen.*

Ja/nein

6. *Ich könnte den ganzen Tag schlafen!*

Ja/nein

7. *Ich schlafe oft ein, ohne dass ich es möchte.*

Ja/nein

8. *Ich schlafe sogar manchmal mitten im Gespräch ein.*

Ja/nein

9. *Ich bekomme gesagt, dass ich nachts schlafwandele oder im Schlaf laut schreie.*

Ja/nein

10. *Ich habe mir angewöhnt, tagsüber zu schlafen und nachts wach zu sein.*

Ja/nein

0-2 Punkte: Ihr Risiko an einer Schlafstörung zu leiden ist nicht bzw. leicht ausgeprägt.

3-4 Punkte: Bei Ihnen könnte eine Schlafstörung vorliegen.

5-7 Punkte: Sie haben deutliche Anzeichen für das Vorliegen einer Schlafstörung. Bitte wenden Sie sich an einen Arzt.

8-10 Punkte: Sie leiden mit hoher Sicherheit an einer

Schlafstörung und sollten ärztliche Hilfe in Anspruch nehmen.

Suchterkrankungen-Flucht in die Sucht

Häufigkeit

Suchterkrankungen sind Begleiter vieler psychischer wie körperlicher Erkrankungen, stellen aber auch ein eigenes, nicht seltenes, Krankheitsbild dar. Ganz allgemein unterscheidet man die stoffgebundenen Süchte (*z.B. Alkohol*) von den nicht stoffgebundenen Süchten (*z.B. Computerspielsucht*).
Des Weiteren spricht man von:
Missbrauch: Gebrauch in „kulturell unüblicher Menge".
Schädlichem Gebrauch: Gebrauch trotz bereits entstandener Gesundheitsschäden (*wie z.B. Lebererkrankung*).
Abhängigkeit-Toleranzentwicklung: Man braucht und will immer „mehr", Entzugssymptome mit körperlichen Beschwerden (*z.B. Zittern*) usw.

Laut Deutschem Ärzteblatt gibt es derzeit 1,8 Millionen alkoholabhängige Menschen in Deutschland, Tendenz steigend [35]. Fast genauso viele betreiben Alkoholmissbrauch. 7,4 Millionen(!) trinken mehr Alkohol als an maximaler Menge empfohlen wird (*was etwa 1 Glas Wein/Tag für Frauen und 1,5-2 Gläser/Tag für Männer bedeutet*). Von den Jugendlichen trinken 14% regelmäßig Alkohol [8].
Tabakabhängig sind laut DÄB 5,6 Millionen Menschen.
Ca. 12 % der Jugendlichen rauchen gelegentlich [25].
2,3 Millionen sind von Schmerz- und Beruhigungsmitteln abhängig, etwas über 300.000 Menschen von illegalen Drogen. Kaffee und Süßigkeiten sind meiner Meinung nach auch zu den Suchtmitteln zu zählen, sind aber gesellschaftlich akzeptiert oder sogar Teil unserer Kultur.

Ursachen

Wie für alle hier bisher beschriebenen psychischen Erkrankungen gilt auch für Suchterkrankungen, dass die Ursachen vielfältig sind. Über die Hälfte der Erkrankungen seien genetisch bedingt [8]. Dazu kommen Umfeldeinflüsse, biologische Ursachen usw.

Wie bereits bei den Neurotransmittern erwähnt, spielt Dopamin eine große Rolle bei der Suchtentstehung. Durch den Suchtstoff, z.B. Alkohol, wird zunächst viel vom Botenstoff Dopamin ausgeschüttet.

Das bewirkt eine Aktivierung des Belohnungssystems im Gehirn, das Trinken „macht Spaß“ und wird als lustvoll erlebt. Langfristig wird aber immer weniger ausgeschüttet und dadurch immer mehr „gebraucht“, um das bekannte angenehme Gefühl zu erzeugen.

Alkohol birgt ein sehr großes Suchtpotential. Im Strudel einer Alkoholabhängigkeit gefangen, geht die Spirale nur noch abwärts. Ein Aussteigen ohne fremde Hilfe ist kaum mehr möglich.

Langfristig entstehen körperliche Folgeschäden (*insbesondere für die Leber aber auch für das Gehirn*) und psychische Erkrankungen wie z.B. Depressionen. Das Suizidrisiko ist deutlich erhöht.

Symptome nach ICD-10 [31] ***am Beispiel Alkoholabhängigkeit:***

Mindestens 3 der Symptome sollten mind. 1 Monat vorliegen:

- starkes Verlangen zu konsumieren (*Alkohol zu trinken*)
- Kontrolle über die Menge ist eingeschränkt (*eigentlich wollte man nur 1 Glas, trinkt aber die ganze Flasche*)
- Körperliche Entzugssymptome (*Zittern/Schwitzen ohne Alkohol*)
- Toleranzentwicklung (*statt der üblichen Flasche Bier verträgt man 2-3 zum Abendessen*)
- Vernachlässigung anderer Interessen (*nichts macht mehr Spaß außer Trinken*)
- Anhaltender Substanzgebrauch trotz Schäden (*trinken trotz Leberschaden*)

Bisherige Behandlung

Die Leitlinien [16] beschreiben zur Behandlung der Alkoholkrankheit Folgendes:

- Psychotherapeutische Kurzinterventionen (*besonders bei riskantem Konsum und Rauschtrinken*)
- Entgiftungsbehandlung
- qualifizierte Entzugsbehandlung (*bei Abhängigkeit und Entzugssymptomen*) mittels medikamentöser Unterstützung (*an erster Stelle Benzodiazepine*) und Psychotherapie
- Behandlung von anderen psychischen Erkrankungen wie z.B. Depression

Selbst-Test Sucht: am Beispiel von Alkohol

Kreuzen Sie an, welche Fragen Sie mit „Ja“ beantworten und zählen Sie die Antworten zusammen. Bitte beachten Sie: Dieser Selbsttest und auch weitere in diesem Buch ersetzen niemals das Gespräch mit einem Arzt und dienen nur der Orientierung!

1. *Ich trinke jeden Tag Alkohol.*
Ja/nein

2. *Ich trinke mehr Alkohol als empfohlen wird (Frauen 1 Glas Wein, Männer 1,5-2 Gläser/Wein/d).*
Ja/nein

3. *Ich trinke manchmal mehr, als ich eigentlich vorhatte (statt 1 Glas 1 Flasche).*
Ja/nein

4. *Ich kann oft nicht aufhören, wenn ich mit dem Trinken angefangen habe.*
Ja/nein

5. *Ich vertrage mehr Alkohol als andere Menschen.*
Ja/nein

6. *Wenn ich nicht trinke, fühle ich mich unwohl und bekomme gesundheitliche Probleme.*
Ja/nein

7. *Mein Arzt hat mir empfohlen weniger zu trinken, weil meine Leber (oder andere Organe) beschädigt sind.*
Ja/nein

8. *Ich trinke weiter trotz Empfehlung meines Arztes.*
Ja/nein

9. *Ich habe (fast) nur Freunde die trinken.*
Ja/nein

10. *Außer trinken macht mir nichts mehr Spaß.*
Ja/nein

0-2 Punkte: Ihr Risiko an einer Alkoholabhängigkeit zu leiden, ist nicht bzw. leicht ausgeprägt.

Ab 3 Punkte: Bei Ihnen könnte eine Alkoholabhängigkeit vorliegen.

Ab 5 Punkte: Sie haben deutliche Anzeichen für das Vorliegen einer Alkoholabhängigkeit. Bitte wenden Sie sich an einen Arzt.

Griechisches Eisenkraut bei psychischen Erkrankungen-Studienlage

Die wichtigste aktuelle Studie zur Anwendung von *Sideritis scardica* bei psychischen Erkrankungen stammt von Dr. Rainer Knörle [11], die ich Ihnen gleich darstellen möchte. Aber auch Björn Feistel und seine Arbeitsgruppe sind den Wirkungen des Griechischen Eisenkrauts seit 2010 auf der Spur [37].

Herr Dr. Knörle und sein Partner Dr. Schnierle haben mit der IBAM GbR („*Institut für biochemische Analysen und Methodenentwicklung*“) aus der Universität Freiburg heraus ein privates Forschungsunternehmen gegründet. Sie untersuchen die biochemischen Angriffspunkte sowie die Wirkmechanismen von altbewährten Heilpflanzen, wie eben dem Griechischen Eisenkraut. Zu ihren Kunden zählen Pharmafirmen, die dann mit den gewonnenen Informationen potentielle Arzneimittel herstellen könnten [38].

Bei erwähnter Studie wurden die verschiedenen Extrakte des Griechischen Eisenkrautes und deren Aufnahme der Neurotransmitter Serotonin, Noradrenalin und Dopamin untersucht. Alle drei Substanzen im Tierversuch bei Ratten. Nur Serotonin nochmals einzeln beim Menschen.
Diese drei Neurotransmitter stehen ja laut biologischer Hypothese im direkten Zusammenhang mit psychischen Erkrankungen.
Auf folgende spannende Ergebnisse sind sie dabei gestoßen:

1. Alle untersuchten Extrakte des Griechischen Bergtees hemmen die (Wieder-)Aufnahme der drei untersuchten Neurotransmitter bei Ratten und sogar noch mehr die Seroto-

nin- (Wieder-) aufnahme in menschlichen Zellen.
Das heißt, dass diese wichtigen Botenstoffe dann dem Gehirn vermehrt zur Verfügung stehen. Somit könnten Mangelzustände, wie z.B. der Serotoninmangel bei Depressionen, ausgeglichen werden.

2. Eine Untersuchung mit Sideritis scardica und Fluvoxamin (*ein Medikament z.B. eingesetzt bei Zwangsstörungen, ein chemischer Serotonin-Wiederaufnahmehemmer*) zusammen ergab, dass die Wirkung deutlich verbessert wurde. Man könnte also die Menge des Medikamentes (*und damit auch die Gefahr möglicher unerwünschter Nebenwirkungen*) verringern bei gleicher Wirkung.

3. Extrakte aus dem Griechischen Bergtee sind (*im Gegensatz zu serotoninreicher Kost*) in der Lage, die Blut-Hirn-Schranke zu überwinden, können also direkt im Gehirn auch wirksam sein.

4. Da in dieser Studie (*zumindest bei Ratten*) das Griechische Eisenkraut in der Lage war, alle drei wichtigen Neurotransmitter „anzureichern", ergibt sich damit auch ein größeres Einsatzfeld. Man möchte ja gerne „viele Fliegen mit einer Klappe schlagen".

5. Durch die nachgewiesenen Eigenschaften ergeben sich mögliche Anhaltspunkte für die Wirksamkeit dieser Pflanze bei Depressionen, Angst- und Zwangsstörungen, AD(H)S, Schlafstörungen und neurodegenerativen Erkrankungen wie Demenz (*dazu später mehr*).

Die IBAM GbR hat daraufhin auf die Wirkung des Griechisches Eisenkrauts bei Depressionen, Angst- und Zwangsstörungen, Panikattacken, Schlaf- und Ess-Störungen Patent angemeldet [2]. Eine weitere Studie von Wilfried Dimpfel untersuchte die Wirkung des Griechischen Eisenkrautes anhand von EEG-Aufzeichnungen [39]. Als *EEG* wird eine Messung der Gehirnströme bezeichnet. Diese Messung gibt Auskunft darüber, ob das Gehirn „normal" funktioniert. Wenn man Medikamente mit Wirkung auf das Gehirn einnimmt, wird dies unter Umständen auch im EEG sichtbar. Herr Dimpel hat verschiedene Pflanzenextrakte von Heilkräutern untersucht und festgestellt:

Extrakte des Griechischen Eisenkrautes bewirken in der EEG-Untersuchung Veränderung wie das Psychostimulanz Methylphenidat (*z.B. Ritalin*®)- eingesetzt bei AD(H)S.
Aber auch Veränderungen im EEG wie durch den Einsatz eines Antidepressivums (*Serotonin-Wiederaufnahme-Hemmer Paroxetin*®).

Das bedeutet für mich: Griechisches Eisenkraut könnte eine ähnliche Wirkung im Gehirn erzeugen wie o.g. Medikamente. Sonst würde sich ja das Bild in der Messung der Hirnströme nicht genauso darstellen.

Zusammenfassend ist jedoch zu sagen, dass aussagekräftige Studien bezüglich der Wirkung dieser Heilpflanze am Menschen bisher fehlen. Aktuell gibt es nur Studien an menschlichen Zellen, Tierstudien und die überlieferte Beschreibung der Wirksamkeit in der Volksmedizin.

Es bleibt also weiter spannend …

Anwendungsgebiet Demenz

Neben der Anwendung bei psychischen Erkrankungen wird in der Volksmedizin des Mittelmeerraumes und der Balkanländer Griechisches Eisenkraut schon sehr lange eingesetzt, um geistigen Alterungsprozessen entgegenzuwirken [39].
Die Heilkraft beruht wohl auf den anti-entzündlichen und anti-oxidativen Eigenschaften dieser Pflanze [40] durch ihre besonderen Inhaltsstoffe (*sekundäre Pflanzenstoffe wie Flavonoide usw.*).

Zunächst stelle ich Ihnen die Demenz allgemein und die häufigste Form, die *Alzheimer-Demenz*, vor.
Klar abzugrenzen von der Demenz ist eine altersbedingte „Vergesslichkeit", die nicht mit Orientierungsstörungen und dem Verlust der Selbstständigkeit einhergeht.

Unter Demenz versteht man laut ICD-10 [31] ein Krankheitsbild, das zumeist Menschen ab 65 Jahre betrifft (*teilweise sind auch schon jüngere betroffen*) und welches mit einer zunehmenden Verschlechterung geistiger Fähigkeiten einhergeht. Neben der Vergesslichkeit, Orientierungsstörungen, psychischen Veränderungen, Probleme mit dem Denken, der Sprache und dem Urteilsvermögen, geht diese Erkrankung häufig mit einem Verlust der Selbstständigkeit einher.

Tätigkeiten wie Haushaltsführung, einkaufen oder selbst essen und waschen werden schwierig und sind im fortgeschrittenen Stadium alleine nicht mehr möglich. Demenz ist ein sehr häufiger Grund für Pflegebedürftigkeit [1].
Auch hier wird zwischen leichter, mittelgradiger und schwerer Beeinträchtigung unterschieden, die mindestens 6 Monate vorhanden sein sollte.

Leichte Beeinträchtigung:

- Gedächtnisverlust, der das tägliche selbstständige Leben zwar beeinträchtigt, aber noch nicht unmöglich macht
- Schwierigkeiten beim Lernen neuer Informationen
- Vergesslichkeit bei alltäglichen aktuellen Dingen wie z.B. Schlüssel verlegt, Verabredungen
- komplizierte tägliche Aufgaben können nicht mehr ausgeführt werden

Mittelgradige Beeinträchtigung:

- Gedächtnisverlust, der ein selbstständiges Leben ernsthaft gefährdet
- neue Informationen bleiben nur gelegentlich und sehr kurz in Erinnerung
- Vergesslichkeit z.B. darüber, was vor kurzem gemacht wurde, wo man wohnt usw.
- nur noch einfache Tätigkeiten können ausgeführt werden
- Einkaufen/Geldangelegenheiten nur noch mit Hilfe anderer möglich

Schwere Beeinträchtigung:

- schwerer Gedächtnisverlust, der selbstständiges Leben unmöglich macht
- Unfähigkeit neue Informationen zu behalten
- selbst enge Verwandte werden nicht mehr erkannt
- geistige Leistungsfähigkeit soweit eingeschränkt, dass Gedankengänge der Betroffenen nicht mehr nachvollzogen werden können

Hinzu kommen oft noch andere emotionale Beeinträchtigungen wie Reizbarkeit oder Aggressionen. Das Bewusstsein ist während der gesamten fortschreitenden Erkrankung nicht beeinträchtigt. Man unterscheidet mehrere Formen der Demenz. Am häufigsten und bekanntesten ist sicherlich die

Demenz vom Alzheimertyp

Diese Erkrankung wurde bereits 1907 vom deutschen Arzt Alois Alzheimer beschrieben, der eine Patientin mit Gedächtnisverlust, Verwirrung und Angstzuständen behandelte [10]. Bei der Autopsie ließen sich typische Veränderungen im Gehirn wie z.B. ein Abbau von Gehirnmasse (*besonders im Hippocampus- zuständig fürs Gedächtnis und Lernen*), schädliche Ablagerungen (*β-Amyloid-Plaques*) und Fibrillen-Veränderungen (*Tau-Protein*) finden [41].

Durch diese Ablagerungen entsteht „Stress“ im Gehirn. Es werden aggressive Sauerstoffradikale freigesetzt, die zum Abbau von Nervenzellen führen. Das Gehirn „schrumpft“ und es entstehen die bereits oben beschriebenen Funktionsausfälle. Man spricht von den sogenannten *„neurodegenerativen Erkrankungen“*. Der größte Risikofaktor hierfür ist das Alter. Denn mit zunehmendem Alter steigt auch das Risiko an einer Demenz zu erkranken. So liegt für 70-74 Jährige das Demenzrisiko bei 3% und bei 80-84 Jährigen schon bei 13 %.

Daher zählt auch die Demenz in einer immer älter werdenden Gesellschaft zur (*teuren*) Volkskrankheit. Laut Herrn Harnisch ([1]) wären 2/3 aller Pflegeheimbewohner betroffen. Tendenz steigend. Demenz ist nicht heilbar, da ein Abbau von Nervenzellen nicht wieder rückgängig gemacht werden kann. Lediglich kann Demenz vorgebeugt werden bzw.

die Alterungsprozesse des Gehirns (*wie auch des ganzen Körpers*) etwas verlangsamt werden. Bei der Alzheimer Demenz wird zwischen einem frühen Beginn (*vor dem 65. Lebensjahr*) als *Typ 2* und einem späten Beginn (*nach dem 65. Lebensjahr*) als *Typ 1* unterschieden.

Typ 1:

- später Beginn
- langsamer fortschreitend
- Gedächtnisstörung im Vordergrund

Typ 2:

- früher Beginn
- schnelle Verschlechterung
- typischerweise können sich auch die Unfähigkeit zu sprechen, zu lesen oder zu schreiben zusätzlich zum Gedächtnisverlust entwickeln

Bisherige Behandlung

Entsprechend der AWMF- Leitlinien [16] für Demenz sind zwei verschiedene Medikamente empfohlen bzw. zugelassen:

- Acetylcholinesterase-Hemmer bei leichter bis mittelschwerer Alzheimer-Demenz
- Memantin bei mittelschwerer bis schwerer Alzheimer-Demenz

Diese wirken aber nur symptomatisch und können den Krankheitsprozess nicht verhindern. Daher ist es sicher gut abzuwägen, inwieweit ein Einsatz mit (*weiteren*) Medikamenten und deren Nebenwirkungen gegenüber den betagten, alten Menschen zu vertreten ist. Weiter heißt es dort: *„Krankheitsmodifizierende Medikamente („disease modifying drugs"), die*

den pathobiologischen Krankheitsverlauf verzögern, sind in der Entwicklung.“
Ob und was damit gemeint ist (*das Griechische Eisenkraut?*) bleibt unklar.

Auch die Heilpflanze *Gingko biloba* findet seine Erwähnung in den Leitlinien [16]:
Gingko wird ab einer Dosis von 240 mg/Tag als sicher und ohne „erhöhte Nebenwirkungsrate“ eingestuft zur Behandlung von „*hirnorganisch bedingten geistigen Leistungseinbußen bei demenziellen Syndromen*“.

Selbsttest Demenz im frühen Stadium

Dieser Selbsttest soll nur einen groben Anhaltspunkt bieten. Zur genaueren Diagnostik sind viele weitere Untersuchungen notwendig und auch das Gespräch mit Angehörigen! Kreuzen Sie an, welche Fragen Sie mit „Ja“ beantworten und zählen Sie die Antworten zusammen.

1. *Ich vergesse ständig, wo ich meinen Schlüssel hingelegt habe.*
Ja/nein

2. *Es fällt mir schwer mich zu erinnern, was ich heute zum Mittag gegessen habe.*
Ja/nein

3. *Meine Freunde beschweren sich, dass ich ständig unsere Verabredungen vergesse.*
Ja/nein

4. *Meine Familie beschwert sich, dass ich vergesse, was sie mir erzählt haben.*
Ja/nein

5. *Meine Familie beschwert sich, dass ich manches immer wieder erzähle.*
Ja/nein

6. *Ich habe zunehmend Probleme, technische Geräte zu Hause zu bedienen.*
Ja/nein

7. *Ich habe zunehmend Probleme beim Schach/Kartenspielen oder anderen komplizierten Freizeitbeschäftigungen.*
Ja/nein

8. *Ich bin reizbarer als sonst.*
Ja/nein

9. *Ich habe Probleme, die richtigen Worte zu finden.*
Ja/nein

10. *Es fällt mir schwerer zu lesen/zu rechnen/zu schreiben als sonst.*
Ja/nein

0-2 Punkte: Ihr Risiko an einer Demenz zu leiden ist nicht bzw. leicht ausgeprägt.
Ab 3 Punkte: Bei Ihnen könnte eine Demenz vorliegen.
Ab 5 Punkte: Sie haben deutliche Anzeichen für das Vorliegen einer Demenz. Bitte wenden Sie sich an einen Arzt.

Demenzforschung anhand Prof. Jens Pahnke „Ein Kraut gegen das Vergessen?“

Der Alzheimerexperte Prof. Dr. Jens Pahnke hat mit seiner Arbeitsgruppe in Studien an Mäusen diese Wirkung erstmals 2010 wissenschaftlich nachweisen können und damit für Furore gesorgt:

Durch die Versuche von Herrn Pahnke ließ sich bei täglicher Zufuhr von Sideritis scardica (*und Sideritis euboa*) die entzündungshemmende Wirkung aufs Mäusegehirn nachweisen [8]. Das betraf sowohl gesunde als auch demenzkranke Mäuse. Besonders groß soll der Effekt sein bei der Kombination beider verwendeter Sideritis-Arten (*S. scardia und euboa*).

Zusätzlich kam es u.a. zur Verringerung der schädlichen β-Amyloid-Ablagerungen (*die ja eine Ursache der sich zunehmend verschlechterten Gehirnfunktion bei Alzheimer-Demenz sein sollen*) bis zu minus 80 % in den Gehirnen der demenzkranken Mäuse.

Laut *Sideritis.info* hätten sich die kranken Mäuse im Tierversuch nach 50 Tagen Behandlung mit Siderits-Extrakten wieder besser orientieren können ([2]).

Prof. Pahnke und Kollegen sehen im Griechischen Eisenkraut eine (*gut verträgliche*) Behandlungsmöglichkeit. Sowohl um nachlassenden kognitiven Fähigkeiten bei älteren Menschen zu begegnen, als auch um bei der Alzheimer-Demenz die Plaque-Ablagerungen zu verringern.

Um das Studienergebnis von Mäusen auf Menschen zu übertragen, müsste man bei Demenz etwa vier Liter Griechischen Bergtee pro Tag trinken und die Anwendung für mindestens 3 Monate fortsetzen ([2]).

Das wird für kaum jemanden möglich sein. Erst recht nicht für ältere Menschen, die das Trinken vergessen (*insbesondere Demenzkranke*) und bei denen das Durstgefühl sowieso meist abnimmt im Alter.

Häufig liegen bei dieser Personengruppe auch andere Erkrankungen wie z.B. vom Herz-Kreislauf-System vor, bei denen die Trinkmenge beschränkt ist, um das Herz nicht zu überlasten bzw. Flüssigkeitsansammlungen im Körper zu vermeiden. Noch dazu, wenn die Nieren nicht mehr so gut arbeiten.

Daher ist bei Demenz das rezeptfreie Medikament *Renovare 500* ® zugelassen. Hierbei handelt es sich um ein Kombinationspräparat mit Johanniskraut und Griechischem Eisenkraut. Statt der vier Liter Tee wird empfohlen, vier Kapseln am Abend einzunehmen. Laut den anonymisierten Patientenberichten auf *pahnkelab.eu* [42] zeigt diese Behandlung eine gute Wirksamkeit bei demenzkranken Menschen.

Meines Erachtens einziger Nachteil ist, dass es sich bei dem Medikament um ein Kombipräparat mit Johanniskraut handelt, was die Gefahr möglicher Nebenwirkungen des Johanniskrauts wie schwere Sonnenbrände birgt (*daher die empfohlene abendliche Einnahme*) und zum Teil auch zu Wechselwirkungen mit anderen Medikamenten führen kann. Was ja bekanntermaßen bei reinem Bergtee-Extrakt nicht zu erwarten wäre.

Weitere Studien

Auch andere Forscher brachten Studien zum Thema Sideritis scardica und seiner Wirkung auf das Gehirn heraus:

1. Felix Heiner und Kollegen haben festgestellt, dass sich der Griechische Bergtee auch in einem tierischen Modellorganismus (*dem Fadenwurm Caenorhabditis elegans*) wirksam gegen β-Amyloid-Plaques zeigt und die kognitive Leistungsfähigkeit verbessert [9]. Dazu mehr im folgende Kapitel „*Neuroprotektive Wirkung*". Diese Erkenntnisse aus der Tierstudie sollen auf den Menschen übertragbar sein [43].

2. In einer weiteren zellbasierten Studie konnte das Griechische Eisenkraut (*zusammen mit der Wegwarte- Cichorium spinosum*) erneut seine vorbeugende oder reduzierende Wirkung bei der Alzheimer-Demenz unter Beweis stellen, da es sich (*neben der Wirksamkeit gegenüber Amyloid-Plaques*) auch als wirksam gegen sog. „Tau-Proteine" (*Fibrillenablagerungen*) herausgestellt hat [44].

3. An gesunden Menschen wurden akute und chronische kognitive Veränderungen sowie der Blutfluss im Gehirn untersucht. Es zeigten sich erste Effekte sofort und nach 28 tägiger Behandlung mit 950 mg Sideritis-Extract eine signifikante Reduktion von Angstzuständen, eine bessere Durchblutung des Gehirns und eine erhöhte Aufmerksamkeit [45].

4. In einer Pilotstudie mit 64 gesunden Menschen konnte eine Verbesserung der kognitiven Leistungsfähigkeit unter Stress nach der Einnahme von Sideritis scardica-Extrakt und B-Vitaminen gezeigt werden [46].

5. Anhand von 32 Menschen mit leichten kognitiven Einschränkungen konnte in einer Studie festgestellt werden, dass nach der Einnahme eines Kombinationspräparates aus Griechischem Eisenkraut und Brahmi (*einer ayurvedischen Heilpflanze*) diese bei Konzentrations- und Gedächtnistests besser abschnitten als vorher [47].

Neuroprotektive Wirkung anhand der Dissertation von Felix Heiner [10]

Felix Heiner hat in seiner Dissertation an der Universität Heidelberg die neuroprotektive Wirkung, (*d.h. die schützende Wirkung auf Nervenzellen*) von *Sideritis scardica* untersucht und einen entsprechenden Artikel dazu veröffentlicht [9], den ich weiter vorn im Buch bereits kurz vorgestellt hatte.

Dazu wurden sehr ausführliche Tests mit dem Griechischen Eisenkraut bzw. mit den alkoholischen Auszügen und Extrakten dieser Pflanze gemacht (*aber auch mit anderen Heilpflanzen wie Gingko biloba und Johanniskraut*). Im Vergleich mit diesen anderen Wirkstoffen zeigte der Griechische Bergtee eines der „größten Wirkungsspektren" laut Heiner.

Dabei ähnle unser Griechisches Eisenkraut dem (*sehr aufwendig herzustellenden*) Ginkgo-Spezialextrakt. Große Ähnlichkeit bestehe pharmakologisch aber auch mit *Bacopa monnieri*, einer ayurvedischen Heilpflanze, die als „*Brahmi*" ihren Einsatz bei Gedächtnisproblemen findet.

Als Modellorganismus für das neurodegenerativ erkrankte Gehirn diente der Fadenwurm (*Caenorhabditis elegans*), mit dem der Mensch sich 40 % der Gene (*darunter viele menschliche Krankheitsgene*) teilen soll. Außerdem sollen Grüner Tee und Gingko biloba auch beim Fadenwurm wirksam sein.

Daher lag es nahe, auch das Griechische Eisenkraut so zu testen. Folgende Ergebnisse konnten erzielt werden:

1. Griechisches Eisenkraut verminderte bei den Tests die β-Amyloid-Ablagerungen im demenzkranken Wurm (*stellvertretend für das menschliche Gehirn*).
2. Auch der Ablagerung von Tau und anderen Proteinen (*vorkommend bei neurodegenerativen Erkrankungen*) konnte mit Sideritis scardica entgegen gewirkt werden.
3. Durch die Verminderung der Plaques und fehlerhaften Proteine wirken diese weniger schädlich aufs Gehirn (*da weniger „Stress" und Entzündungsreaktion*).
4. Damit werden durch Gabe des Griechischen Bergtees weniger Nervenzellen geschädigt bzw. abgebaut.

Sehr wichtig für diese Funktion scheinen die Phenylethanoide im Griechischen Eisenkraut zu wirken (*die uns ja bereits als Zellschützer und Radikalfänger aus den vorherigen Kapiteln bekannt sind*), aber auch die anderen besonderen Inhaltsstoffe scheinen eine Rolle zu spielen und sich in ihren Wirkungen gegenseitig zu ergänzen.

Vermutlich binden sich die Polyphenole des Griechischen Eisenkrauts an die schädlichen Proteine des demenzkranken Wurms bzw. Gehirns, was deren Ablagerung verhindert.
Somit konnte die Wirkung von Sideritis scardica gegen die Alzheimer-Erkrankung bestätigt werden.

Ein weiterer Einsatz dieser Pflanze bei Parkinson, Chorea Huntington und weiteren neurodegenerativen Krankheiten scheint denkbar (*denn bei allen kommen Ansammlungen schädlicher Proteine vor*).

Des Weiteren wurde erneut die Unbedenklichkeit von Zubereitungen aus Sideritis scardica nachgewiesen. Es gab also weder ein „Zuviel“ dieses pflanzlichen Medikaments, was sich schädlich ausgewirkt hätte, noch traten Nebenwirkungen bei der Behandlung mit hohen Dosen des Pflanzenextrakts auf.

Laut Heiner sind weitere klinische Studien (*vor allem am Menschen*) notwendig, um den Einsatz von Griechischem Eisenkraut bei neurodegenerativen Erkrankungen noch besser zu erforschen und den Einsatzweg als Medikament zu ebnen.

Anwendung bei internistischen Erkrankungen

Griechisches Eisenkraut ist in der Volksmedizin seit jeher weit verbreitet und bekannt für seine vielfältigen Anwendungsgebiete. Seine Inhaltsstoffe, die sekundären Pflanzenstoffe, wirken gegen ein breites Spektrum an Gesundheitsstörungen und auf nahezu jedes Organ.

Milka Todorova konnte in ihrer Review-Arbeit von 2014 einen tollen Überblick dazu geben, auf den ich mich hier beziehe [6]:

Im Bereich von Lunge und Atemwegen sind der Einsatz von Griechischem Eisenkraut bei Erkältungen/Infekten, Entzündungen und Lungenemphysem (*einer krankhaften Überblähung der Lunge mit Funktionsverlust*) bekannt und geschätzt. Dies dürfte zu Pandemiezeiten umso interessanter sein ...

Im Bereich Herz-Kreislauf-Erkrankungen, die zu den häufigsten und gefährlichsten Gesundheitsstörungen der Industrienationen zählen, wird der Einsatz von Sideritis scardica bei *Angina pectoris* (*Schmerzhafte „Herz-Enge“*) und

Bluthochdruck beschrieben. Bei den Nieren steht die Wirkung bei akuten und chronischen Entzündungen, aber auch chronischen Nierenerkrankungen, im Vordergrund. Durch protektive Wirkung auf den Magen ist der Einsatz bei Magen-Schleimhaut-Entzündungen und Magengeschwüren sinnvoll.

Bezüglich des Immunsystems führt Griechischer Bergtee zur Steigerung der Abwehrkräfte, hilft bei der Fiebersenkung und Wundheilung. Bei den kleinsten Einheiten des Menschen, den Zellen, wird ein Zellschutz durch die Aufgabe als Radikalfänger und damit Anti-Krebs-Wirkung des Griechischen Eisenkrauts beschrieben.

Im Bereich der Leber zeigt sich Sideritis scardica hilfreich bei Entzündungen und beeinflusst den Fett- und Kohlenhydratstoffwechsel positiv.

Ebenso hilfreich soll der Griechische Bergtee bei Entzündungen von Prostata, aber auch bei Gelenkentzündungen (*Rheumatoide Arthritis*) sein.

(*Die Wirkung aufs Gehirn wurde bereits in den vorhergehenden Kapiteln beschrieben.*)

Bisherige Behandlung

Hierzu zitiere ich nicht aus den Leitlinien, da dies bei der Vielzahl der Erkrankungen den Rahmen dieses Buches sprengen würde.

Ganz allgemein kann ich als Ärztin jedoch sagen, dass die meisten internistischen Erkrankungen neben Sport- und Ernährungstherapien schulmedizinisch meist mit Medikamenten behandelt werden. Lediglich bei der Behandlung von Erkältungen und zur Immunsteigerung werden gelegentlich alternative pflanzliche Mittel wie Ingwer, Echinacea oder ähnliches verwendet, aber oft geht man aufgrund solcher Beschwerden nicht gleich zum Arzt.

Studienlage zu internistischen Erkrankungen

Leider gibt es nur wenige aktuelle klinische Studien zum Thema *Griechisches Eisenkraut und Anwendung bei internistischen Erkrankungen.* Was daran liegen könnte, dass in der hoch technisierten Inneren Medizin natürlichen Heilstoffen immer weniger; jedoch der Apparatemedizin sowie modernen Medikamenten, immer mehr zugetraut wird.
Die vier Studien samt Ergebnissen, die ich gefunden habe, stelle ich nun vor:

- In einer Studie an Ratten mit Magengeschwüren zeigte sich, dass Griechisches Eisenkraut einen ähnlichen Magenschutz bietet wie ein Medikament (*Ranitidin®*) und damit wirksam ist gegen Entzündungen und Magengeschwüre [48].

- In einer kleinen Studie an gesunden Menschen senkte Sideritis scardica das Vorkommen bestimmter Stoffwechselenzyme , die in dieser Studie vorher durch Paracetamol und Koffein erhöht wurden. Das bedeutet den Nachweis einer Wirkung auf den Stoffwechsel [49].

- Sideritis-scardica-Extrakte verabreicht zu Krebszellen aus der Ratte, wirkt auf bestimmte Zelltypen (*C6-Gliom-Zellen*) und bewirkt deren Zelltod. Das erlaubt die Aussage über eine Wirksamkeit gegen entartete

Zellen bzw. Krebszellen [50].

- Sideritis scardica hat in einer Studie mit Leberzellen eine ebenso potente Wirkung als Radikalfänger in der Zelle wie Kamille [51], was ebenso eine zellschützende und krebsvorbeugende Wirkung vermuten lässt.

Diese Studien bestätigen die traditionellen Anwendungsgebiete dieser besonderen Pflanze. Trotzdem wären auch hier natürlich weitere, groß angelegte klinische Studien an Menschen sinnvoll, um die Wirksamkeit dieser Pflanze nach heutigem Wissensstand beweisen zu können.

Vom Teetrinken als Kulturgut nach Wolf Dieter Storl [19]

Die Kultur des Teetrinkens ist sehr alt. Möglicherweise schon so alt wie die Menschheit selbst. Ursprünglich stammt die Tradition mit dem Tee wohl aus China. Dort wird ja bis heute dem Teetrinken eine besondere Aufmerksamkeit entgegengebracht, und die Teezeremonie ist aus der Kultur dort nicht mehr wegzudenken.

Aber auch bei unseren Vorfahren war Teetrinken sehr beliebt, hatte er doch etwas Magisches durch die Kombination von Feuer und Wasser. Noch dazu, wenn man am Feuer saß und Geschichten erzählen konnte.

Bereits die Neandertaler sollen Heilkräuter gekannt haben die bis heute verwendet werden. Ebenso wie Tiere, die bei Beschwerden instinktiv die „richtigen" Pflanzen fressen.
Der Tee, der damals üblicherweise von den Frauen für die ganze Familie zubereitet wurde, enthielt oft eine Vielzahl an den dort wachsenden Heilpflanzen (*wie eben unser Griechi-*

sches Eisenkraut) und sollte der Gesunderhaltung der ganzen Familie dienen. Schließlich ist ja vorbeugen bekanntlich besser als heilen.

Da man in der früheren Medizin, wie teilweise auch heute, von einem „Ungleichgewicht" ausging (*sei es der drei Doshas beim Ayurveda oder der vier Säfte bei Galen*), trank man den Tee sanft und gleichmäßig über den Tag verteilt. Überliefert ist die Empfehlung, drei Tassen heißen Tee am Tag zu trinken (*jeweils morgens, mittags und abends*). Die Zahl „Drei" gilt als besondere Zahl und soll Glück bringen.
So wie eben auch „*Three apples a day keep the doctor away*" oder „*Alle guten Dinge sind drei.*"

Storl beschreibt in seinem Buch der „Urmedizin" über das Teetrinken:

„*Die erste Tasse Tee sollte in der Morgendämmerung eine Stunde vor dem Frühstück getrunken werden. Die zweite Tasse dann zwölf Uhr mittags. Die dritte Tasse abends zum Feierabend.*" [29]

Umso besser natürlich, wenn man, wie die Chinesen, das Teetrinken zelebriert, achtsam ist und das Gedankenkarussell abstellen kann. Dann spürt man auch, was sich verändert. Innerlich wie äußerlich.

Man schöpft Mut und Kraft.

Vielleicht entsteht (*Selbst-*) Heilung.

Praktische Anwendung und Zubereitung

Für den Tee verwendet werden die goldgelben Blüten und wenige hellgrüne Stengel. Übliche Packungsgrößen sind z.B. 75 bis 100 mg, womit man (*je nach Brühstärke und Trinkmenge*) mehrere Wochen versorgt ist.

Je nach Hersteller gibt es unterschiedliche Angaben wie etwa 5-10 g Tee pro 1 l sollen verwendet werden. Oder man spricht von 1-2 TL /Tasse bzw. 3-5 EL/l.

Auch zur Zubereitung gibt es verschiedene Empfehlungen. Ich persönlich gieße den Tee einfach mit kochendem Wasser auf und lasse ihn 10-15 Minuten ziehen. Das ist für mich am praktikabelsten.

Man kann ihn aber auch im Topf kurz aufkochen und dann 10-15 Minuten köcheln lassen.

Probieren Sie aus, was Ihnen eher gelegen kommt.

Ein 2. Aufguss ist möglich, aber natürlich schmeckt der Tee dann weniger intensiv.

Zur Vorbeugung von Erkrankungen und zur Förderung des Wohlbefindens, empfehle auch ich mindestens 1 Liter Tee verteilt über den Tag zu trinken. Bei abendlicher Unruhe und Schlafstörungen oder eben als „Feierabendgetränk“ trinkt man nachmittags und abends. Menschen mit eingeschränkter Flüssigkeitszufuhr sollten die Behandlung vorher mit ihrem Arzt absprechen.

Menschen, die erkrankt sind (*z.B. Depression, Bluthochdruck, Entzündung*), empfehle ich 2 Liter/Tag zu trinken.

Die Anwendung ist prinzipiell lebenslang möglich, da das Griechische Eisenkraut kein Koffein enthält und nicht aufput-

schend wirkt. Genauso wenig ist ein Abhängigkeitsrisiko gegeben [1]. Man kennt keine Nebenwirkungen und keine Wechselwirkung mit anderen Medikamenten [18].
Eine entzündungshemmende und immunsteigernde Wirkung wird durch die sekundären Pflanzenstoffe im Tee ab der ersten Tasse erreicht werden können.

Die ersten Effekte bezogen auf psychische Erkrankungen wird man erst nach 1-2 Wochen bemerken. Die Neurotransmitter im synaptischen Spalt zwischen den beiden Nervenzellen werden ja erst durch die Hemmung ihrer Wiederaufnahme in die Nervenzelle angereichert.

Um einen Mangel z.B. an Serotonin auszugleichen, rate ich zu einer mindestens drei Monate andauernden Behandlung.

Für demenzkranke Menschen wären 4 l/Tag notwendig, um das Fortschreiten der Demenz zu verhindern. Das schafft allerdings niemand. Erst recht kein alter Mensch, bei dem das Durstgefühl nachlässt und das Trinken erschwert oder aus gesundheitlichen Gründen begrenzt werden muss.

Daher gibt es für diese Zielgruppe das Medikament *Renovare 500* ®. Eine Tablette entspricht hierbei einem Liter Tee, was eine abendliche Einnahme von Tabletten bedeutet.

Zubereitung einer alkoholischen Tinktur

In mehreren Studien hatte sich ja herausgestellt, dass besonders alkoholische Extrakte des Griechischen Bergtees wirksam sein sollen. Dafür wurden mit Hilfe von Alkohol die besonderen Pflanzenextrakte aus der Pflanze extrahiert und damit deren Wirkung konzentriert. Dafür ist hochprozentiger Alkohol notwendig.

Vorsicht:
Selbstverständlich nicht geeignet ist eine alkoholische Tinktur für Kinder, Schwangere und Stillende. Genauso wenig für Menschen, die noch andere Tabletten einnehmen, da Alkohol oft deren Wirkung verstärkt. Aufgrund der zunehmenden Sturzgefahr unter Alkohol ist auch bei älteren Menschen eher Vorsicht geboten.

Aber auch alkoholkranken Menschen ist davon abzuraten, da auch Alkohol in medizinischen Produkten immer noch Alkohol darstellt und das Suchtgedächtnis aktiviert.
Wie Sie selbst so eine Tinktur herstellen können, beschreibt Dr. Günter Harnisch ausführlich in seinen Buch ([1]).
Ich habe hier die wichtigsten Schritte noch einmal zusammengefasst:

Anleitung:

Füllen Sie ein Schraubglas etwa bis zur Hälfte mit Griechischem Eisenkraut (*trocken*). Dann gießen Sie hochprozentigen Alkohol (*Dr. Günter Harnisch empfiehlt „Doppelkorn“*) dazu bis das Kraut bedeckt ist.
Dann stellen Sie das verschlossene Glas für ein paar Wochen an einen warmen Ort. Je länger die Tinktur zieht, desto

wirksamer ist sie. Anschließend filtern Sie das Tee-Alkohol-Konzentrat durch ein Sieb.
So zubereitet und kühl gelagert, können Sie Ihre Medizin bis zu einem Jahr lang verwenden [1].

Bezugsquellen und weitere Präparate

Griechisches Bergkraut kann im Internet über verschiedene Anbieter und meist auch in Bioqualität bestellt werden. Preislich müssen Sie mit etwa 5-8 Euro pro 100 g getrocknete Blätter und Stengel rechnen.

Allerdings brauchen Sie auch nur wenig davon für die Teezubereitung, sodass sie damit zumindest 3-4 Wochen auskommen sollten. Auch hier lohnt es sich zu vergleichen. Die Auswahl ist groß. Ich bekam von meinem Verlag zur Feldforschung diesen Tee von *Teekenner* aus Vaterstetten. Dieser überzeugte mich stets mit seiner guten Qualität, so dass ich zumindest diesen Anbieter weiterempfehlen kann.

Auch fertige alkoholische Tinkturen sind als „*Kräuterbitter*" zu erwerben (*100 ml liegen bei etwa 20 Euro*). Dazu gibt es Kapseln mit Sideritis-Extrakt (*90 Stück auch um 20 Euro*), z.T. noch mit anderen Inhaltsstoffen versetzt als Nahrungsergänzungsmittel. Diese Darreichungsformen habe ich jedoch nicht getestet und kann daher keine Aussage dazu treffen.

Weiterhin ist ein Kombinationspräparat von Sideritis scardica und Brahmi (*B. monnieri*) ergänzt durch Zink, die Vitamine B6, B12 sowie Pantothen- und Folsäure als memoLoges® auf dem Markt. Dessen gedächtnisverbessernde Wirkung wurde in einer Studie untersucht und bewiesen [47], die ich Ihnen zu weiteren Studien zum Thema Demenz bereits vorgestellt hatte.

Probieren Sie doch aus, womit Sie besser zurechtkommen!

Eigenanbau

Sideritis scardica kann selbst angebaut werden. Da der Tee aufgrund seiner Popularität recht teuer ist, schont das den Geldbeutel. Allerdings ist unklar, inwieweit das Griechische Eisenkraut dann die gleiche volle Heilwirkung entfalten kann, da es ja in unseren Breiten nicht heimisch ist.

Die Pflanze, die ja sonst im kargen Hochland wächst, gilt als robust und pflegeleicht. Sie braucht wenig Wasser und mag es warm. Ein Gewächshaus oder eine sonnige Lage im Steingarten wäre optimal. Sobald sie blüht, kann sie verwendet werden.

Üblicherweise wird empfohlen von Januar bis Mai die Pflanze im Haus vorzuziehen. Ab Mai kann dann die Aussaat ins Freie erfolgen.
Die Pflanze ist mehrjährig und übersteht selbst Schnee und Frost ([1]).

Im Internet fand ich mehrere Anbieter von Samen, allerdings war es bei den meisten Samenhäusern aktuell ausverkauft.

Vielleicht haben Sie ja mehr Glück …

Feldforschung

Selbstversuch

Da es ja leider noch nicht so viele Studien an Menschen zu diesem Tee gibt und ich diese Heilpflanze vor den Recherchen zu meinem Buch selbst noch nicht kannte, entschloss ich mich zu einem Selbstversuch mit Sideritis scardica.

Von der Unbedenklichkeit des Griechischen Eisenkrautes hatte ich bereits gelesen und auch, dass weder Nebenwirkungen noch Wechselwirkungen mit anderen Medikamenten zu erwarten wären. Der Verlag schickte mir ein Päckchen Tee und ich legte los:

Einen Liter Tee kochte ich mir morgens, trank ein bis zwei Tassen zum Frühstück und den Rest nahm ich in der Thermoskanne mit und trank ihn über den Tag verteilt.
Am späten Nachmittag wenn ich nach Hause kam, bereitete ich mir den zweiten Liter Griechischen Bergtee zu.
Diesen Ablauf führe ich nun seit gut drei Monaten so fort (*und werde es weiter tun*).

Geschmack:

Der Griechische Bergtee ist mild und wohlschmeckend, dabei aber immer dezent. Je nach Brühstärke empfand ich ihn leicht süßlich, intensiv nach Kräutern oder etwas zimtartig schmeckend. Honig oder Zitrone, wie wohl üblich in griechischen Cafe´s dazu gereicht wird, verwendete ich nie.

Aussehen:

Der Tee zeigt eine goldgelbe bis leicht grünliche Farbe in der Tasse und unterscheidet sich nicht sehr von anderen Kräutertees.

Geruch:

Auch hier überwiegt ein sanfter und milder Geruch, der mich an Honig erinnert.

Persönliche Erfahrungen:

Leichtigkeit, Lachen, Ausgeglichenheit

Die morgendliche Teezubereitung wurde schnell zum Ritual und ersetzte meine anderen Trinkgewohnheiten auf der Stelle. Griechischer Bergtee zeigte sich als sehr magenfreundlich (*im Gegensatz zu Kaffee oder Grünem Tee*) und bereitete mir auf nüchternen Magen getrunken keinerlei Probleme. Allerdings fühlte ich mich ähnlich wach und bereit wie durch Kaffee.

Die erste heiße Tasse am Morgen wärmte mich körperlich wie geistig von innen. Ich spürte Kraft und Stärke in mir. Gleichzeitig aber auch Mut und Antrieb in den Tag zu starten. Meine Stimmung zeigte sich aufgehellt und voll freudiger Erwartung.

Die restliche Thermoskanne, die ich während der Arbeit über den Tag verteilt getrunken habe, fühlte sich an wie eine kleine Insel der Ruhe und des Auftankens. Sehr angenehm half der Tee gegen den Durst und erdete mich in Stress-Situationen.

Jeden Tag bedauerte ich es sehr, wenn die Flasche leer war. Anschließend füllte ich die Flasche mit Wasser auf. Selbiges zeigte jedoch ganz deutlich keinerlei der Effekte, die ich durch den Tee verspürt hatte.

Am Nachmittag bzw. Abend half mir der Tee durch seinen leckeren Geschmack auf sehr einfache Art meinen Flüssigkeitsmangel wieder auszugleichen. Auch hier bemerkte ich besonders (*bei frisch aufgebrühtem Tee*) die ganze Kraft- und Heilwirkung, die in ihm steckt.

Es fiel mir leichter, die nun noch anstehenden (*Haus- oder sonstige*) Arbeiten zu verrichten. Ich fühlte mich ausgeglichener, etwas belastbarer. Gleichzeitig beruhigte er mich abends sanft, ohne dass ich eine stark müdigkeitsmachende Wirkung empfand. Auch bei leichten Magenbeschwerden durch Stress oder zu viel Kaffee verspürte ich einen lindernden, wohltuenden Effekt. Ähnlich wie nach Kamillentee (*nur nicht so austrocknend*).

Als ich Anfang September einen Infekt hatte, überraschte mich das Griechische Eisenkraut auch da mit seiner Wirkung: Nach zwei bis drei Tassen Tee senkte sich meine Körpertemperatur von 38,2 Grad Celsius (*Fieber*) auf 37,0 Grad Celsius (*Normaltemperatur*).

Auch empfand ich ihn wohltuend für den gereizten Hals und die Bronchien. Innerhalb von drei Tagen regulierten sich Husten und Schnupfen, ganz ohne weitere Medikamente oder die sonst üblichen Hausmittel.

Wirkung oder Placebo?

Insgesamt ist zu sagen, dass ich als gesunder Mensch zunächst einen stimmungsaufhellenden und je nach Tageszeit motivierenden oder beruhigenden Effekt bei mir wahrgenommen habe. Auch die gute Magenverträglichkeit und insgesamt wohltuende Wirkung kann ich bestätigen.

Im Erkältungsfall fand ich durch Griechischen Bergtee schnell Abhilfe bei Fieber, Husten, Schnupfen und Halsschmerzen.

Da ich unter keiner der weiteren Erkrankungen leide, bei der der Tee helfen soll und auch keine Verletzungen hatte, die durch äußerliche Anwendung zu behandeln waren, kann ich dazu keine Aussage per Selbstversuch treffen.

Natürlich waren mir die Wirkungen bekannt und ich war von dessen Heilwirkung bereits durch meine Recherchen „theoretisch" überzeugt. Ein Placebo-Effekt lässt sich letztlich nicht ausschließen.

Da aber guten Endes nur das Ergebnis zählt, ich mich also durch das Griechische Eisenkraut gesünder und gestärkter fühlte und ganz nebenbei auf sehr angenehme Art und Weise für ausreichend Flüssigkeitszufuhr sorgen konnte, bin und bleibe ich überzeugt von der Heilpflanze Griechisches Eisenkraut.

Ich trinke weiter!

Fremdversuche

Um meine Versuche etwas objektiver zu gestalten, bat ich auch Freunde, den Tee zu testen. Dabei verriet ich nicht viel über dessen Heilwirkung, nur über die Unbedenklichkeit des Tees. Ich bat sie, mir ihre Erfahrungen zu schildern.
Hier deren Trinkprotokolle:

Thomas, 36 Jahre:
„Durch eine Freundin wurde mir der Olympische Bergtee empfohlen. Da ich mich augenblicklich in einem bedrückten Stimmungstief befand, bat ich sie, mir eine Probe zukommen zu lassen. Mein Befinden war antriebslos und unausgeglichen. Ich fühlte mich wortkarg und leicht traurig, was Zweifel an mir und meinem Lebenssinn beinhaltete. Die Tee-Kur wendete ich ab Sonntag eine Woche lang an. Meine Hausärztin befreite mich vorher von Mittwoch bis Dienstag der Folgewoche von der Arbeit.

Als ich mir sonntags den ersten Aufguss bereitete, nahm ich eine Handvoll Olympischen Bergtee und goss die Blüten mit anderthalb Litern kochendem Wasser auf. Ich ließ den Tee zehn Minuten köcheln, siebte den Aufguss in eine Thermoskanne und genoss sofort die erste Tasse.

Den Geschmack empfand ich als mild, beruhigend und wohltuend, weder süß noch würzig, sondern eher weich mit einer lieblichen Note. Nach einer halben Stunde spürte ich, wie sich in meinem oberen Hinterkopf eine Blockade löste.

Das Gefühl lässt sich so beschreiben, wie als würde sich am Haarwirbelansatz ein leichter Druck aufbauen. Ich besann mich auf diese Wahrnehmung und im Bauch breitete sich nach der zweiten Tasse ein wohliges Gefühl aus. Ich begann mich psychisch zu entspannen.

Da ich mir den Olympischen Bergtee-Aufguss am späten Nachmittag bereitete, trank ich die dritte Tasse vor dem Zubettgehen am Abend. Die Nacht schlief ich tief und wachte morgens leicht beschwingt auf. Im Gegensatz zu den vorangegangenen Tagen fühlte ich mich wieder etwas energetischer. Ich freute mich leicht über den Tagesbeginn und empfand wieder etwas Zuversicht."

Thomas schrieb mir anschließend, dass er sich unbedingt weiter Tee bestellen möchte.

Michael, 29 Jahre:
„Ich habe den Tee in unterschiedlicher Menge getrunken, zwischen zwei Tassen und ein bis zwei Litern am Tag. Besonders gut fand ich den angenehmen Geschmack dieses Tees und das Gefühl innerer Wärme und Wohligkeit, das er hinterlässt.
Tagsüber hatte ich mehr Antrieb durch den Tee. Abends stellte sich leichte Entspannung und Schläfrigkeit ein."

Evelin, 59 Jahre:
„Mir hat es einfach gut getan, den Tee zu trinken. Auch wenn ich keine besondere Wirkung verspürt habe. Vielleicht war ich etwas ausgeglichener als sonst. Ich habe mir bereits morgens eine Tasse Tee aufgebrüht, statt Kaffee. Abends habe ich dann weitere Tassen davon getrunken. Er war sehr mild und bekömmlich. Sehr angenehmer, wohlschmeckender Kräutertee. Viel zu schnell war die Packung leer. Leider ist der Tee im Handel recht teuer zu erwerben. Ich überlege, ihn im Garten selbst anzubauen nächstes Jahr."

Sandra, 26 Jahre:
„Mich hat der Tee an Himbeerblätter-Tee erinnert. Sehr angenehmer Geschmack. Tut gut, ihn zu trinken. Nach zwei Tassen abends habe ich eine schlafanstoßende Wirkung bemerkt."

Auch in den sozialen Medien hatte ich nach Erfahrung mit dem Griechischen Bergtee gefragt. Diese Antworten erreichten mich:

„Sehr kraftvoller, wertvoller Tee, schenkt innere Wärme."

„Gibt es in Griechenland überall in den Cafe´s zu bestellen. Meist mit Honig und Zitrone verfeinert. Habe ich sehr gerne dort im Urlaub getrunken."

„Daumen hoch!"

„Wächst seit Jahren in meinem Gewächshaus für Eigenbedarf und Freunde. Sehr empfehlenswerter Tee!"

Fazit

Durch meine Recherchen zu diesem Buch, aber auch durch meine Selbstversuche und die Meinungen von Freunden, Kollegen und Fremden (*über die sozialen Medien*) habe ich mit dem Griechischen Eisenkraut eine ganz besondere Heilpflanze kennen- und lieben gelernt.

Eine Heilpflanze, die seit der Antike bekannt ist und angewendet wurde, um Erkältungskrankheiten und Wunden zu behandeln, aber auch geistige Alterungsprozesse zu entschleunigen.

Bis heute ist die Popularität von Sideritis scardica ungebrochen und wächst stetig weiter. Inzwischen ist sie in den Griechischen Hochlagen kaum noch wild zu finden. Stattdessen wurde sie kultiviert und z.B. in Bulgarien großflächig für den Verkauf angebaut.

Per Internet und in ausgewählten Teeläden ist der Griechische Bergtee zu einem recht hohen Preis zu erwerben. Samen zur Nachzucht waren zu meiner Recherche weitgehend ausverkauft, was diesen Trend unterstreicht.

Was mich besonders begeistert hat, ist die Vielzahl an Anwendungsmöglichkeiten, die von alters her überliefert, aber auch in aktuellen Studien bestätigt wurden. So gehört diese Pflanze, wie ich finde, eigentlich in jede Hausapotheke. Bei mir zu Hause wird sie definitiv einziehen. Die Wirkung bei Magenbeschwerden und Erkältung hat mich überzeugt.

Nicht mehr missen möchte ich außerdem die angenehm wärmende und stimmungsaufhellende Wirkung morgens. Aber auch die Entschleunigung abends, die ich durch diesen

Tee erlebt habe. Ein entspannendes Getränk, vergleichbar mit dem „Feierabendbier", nur viel gesünder.
Denn Griechischer Bergtee birgt nicht die Gefahr einer Suchtentwicklung. Noch dazu, da er am einfachsten als Tee genossen wird und eine größere Menge (*1-2 Liter*) erforderlich ist, um die volle Wirkung zu entfalten. Wie schön ist es doch, den Strapazen und Alltagssorgen zu entfliehen ohne sich zu schaden!

Besonders als schulmedizinisch tätige Ärztin im Bereich der psychischen Erkrankungen, bietet mir der Tee zudem möglicherweise einen völlig neuen Behandlungsansatz. Griechisches Eisenkraut hat durch seine Wirkung auf die Botenstoffe Serotonin, Noradrenalin und Dopamin, die allesamt angereichert werden, gute Chancen, um als zukünftiges Medikament bei vielen psychischen Erkrankungen erfolgreich zu sein.
Bislang fehlen allerdings Studien an Menschen (*bestenfalls Patienten*), um die Wirksamkeit nachweisen zu können. Und ohne Studien kein Medikament.

Also Abwarten und Tee trinken!

Die sonst übliche Behandlung von Krankheiten erfolgt heute nach „Goldstandard" über die durch ein Gremium an Fachkollegen herausgegebenen AWMF-Leitlinien [16], welche sich an aussagekräftigen Studienergebnissen orientieren.

Eine sehr kurz gefasste Zusammenfassung der Leitlinien habe ich Ihnen bei den Anwendungsgebieten psychische Erkrankungen und Demenz vorgestellt. Dabei handelt es sich natürlich nur um einen Ausschnitt, bezogen auf klare Empfehlungen zur Therapie.

Bis auf Johanniskraut bei leichten Depressionen und Gingko bei nachlassenden geistigen Fähigkeiten aufgrund von Demenz ist die Schulmedizin klassisch pharmakologisch orientiert und geprägt. Denn alle Medikamente, die heute eingesetzt werden, durchlaufen einen jahrelangen Forschungsprozess, bis sie über Tierstudien schließlich zur Erforschung und später zur Behandlung am Menschen eingesetzt werden.

Daher sind diese Medikamente sehr gut untersucht und meist ja sogar entsprechend ihrer erwünschten Wirkung entwickelt worden. Anhand des Beipackzettels ist man über alle möglichen Gefahren und Risiken aufgeklärt und damit auf der „sicheren Seite“. Sowohl als Arzt, als auch als Patient.

Hinzu kommt, dass die Medikamente über standardisierte Herstellungsverfahren auf den Markt kommen und überall in gleicher Dosierung (*und letztlich damit Wirkung*) zu erhalten sind. Häufig auch international. Ein Teil der Kosten für Medikamente wird von den Krankenkassen übernommen.

Und ja: Viele Menschen sind eher bereit eine „Pille“ zu nehmen, als Sport zu machen oder anderweitige Veränderungen auf sich zunehmen. Das gilt vielleicht im Bereich der Inneren Erkrankungen noch mehr als in meinem Fachgebiet. Trotzdem ist es mir ein persönliches Anliegen, Alternativen aufzuzeigen.

In der Realität entspricht die Behandlung mit Medikamenten nicht selten einer Versuchsreihe, weil man die Wirksamkeit der Tabletten für jeden individuellen Menschen nicht exakt voraussagen kann. Zu unterschiedlich reagieren doch der Stoffwechsel, die Ausscheidungs- und Verarbeitungsorgane oder das Nervensystem. Ein Medikament, was wir entsprechend des vorgeschriebenen etablierten Standards verordnen bzw. verordnen müssen, wenn sich keine andere Therapie als hilfreich erwiesen hat, ist streng genommen auch ein „Gift“, was in der Natur in den meisten Fällen so nicht vorkommt, sondern künstlich in Laboren produziert wurde.

Ein „Gift“, welches im besten Falle die Symptome lindert und die Lebensqualität des Patienten ein Stück weit verbessert, aber auch eine Vielzahl an Komplikationen bieten könnte wie z.B. eine Verschlechterung der körperlichen oder seelischen Verfassung.

Einige dieser Substanzen, die wir verordnen (*aber noch vielmehr freiverkäufliche Medikamente, die ich hier nicht näher benennen möchte*) lösen bei übermäßigem Gebrauch Vergiftungserscheinungen aus oder eignen sich sogar zur Selbsttötung. Einige besitzen Suchtpotential oder fallen unter das Betäubungsmittelgesetz.

Noch dazu wird mit einer Medikamentengabe auch eine Botschaft vermittelt. Wie beispielsweise :
„*Du bist krank*“, „*Mit dir stimmt etwas nicht*“ oder „*Du bist, so wie du bist, nicht gut genug*“.

Das kann meiner Meinung nach ebenfalls zu Stigmatisierung und Chronifizierung insbesondere psychischer Erkrankungen führen. Übrigens auch bei gesunden Menschen.
Noch dazu, wenn das erste Medikament nicht „greift“ und weitere Behandlungen und/oder Krankenhausaufenthalte folgen, um endlich „das richtige Medikament“ zu finden. (*Was aber auch nicht immer gelingt. Insbesondere wenn die Ursachen*

woanders liegen und nicht medikamentös zu behandeln sind.)
Oft hört man im Fallkollegium oder im Gespräch mit Apothekern:

„*Wo keine Nebenwirkungen auftreten, tritt auch keine Wirkung ein.*"

Ist das wirklich so ?

Und vor allem, müssen das immer unerwünschte bzw. unangenehme Nebenwirkungen sein?

Oder ist das nur bei Medikamenten so?

Können nicht viel mehr Pflanzen ganz anders wirken?

Sind sie doch auch durch die vielen Inhaltsstoffe wie sekundäre Pflanzenstoffe usw. die alle zusammenarbeiten und sich möglicherweise auch gegenseitig verstärken, zu synergistischen Wirkungen in der Lage.
Das weiß man vom Apfel und jetzt auch vom Griechischen Eisenkraut, stellvertretend für ganz viele (Heil-)Pflanzen.

Mir ist wichtig, dass das Griechische Eisenkraut nicht schadet, keine negativen Organveränderungen zu erwarten sind und damit auch die lästigen Blutuntersuchungen wegfallen, die man (*neben EKG-Untersuchungen*) bei Medikamenteneinnahme regelmäßig durchführen muss.
Für mich ist das Argument genug, einen alternativen Therapieversuch zu wagen.

Oder noch besser: Erkrankungen vorzubeugen statt sie zu behandeln.
Bezüglich der schädlichen Ablagerungen bei demenzkranken Menschen würde die neuroprotektive Wirkung von Sideritis scardica zumindest hinreichend untersucht. Zwei entsprechende Medikamente befinden sich auf dem Markt.

Ich bin und bleibe Optimist. Pflanzen und die daraus gewonnenen Extrakte stellen aufgrund ihrer Bandbreite an Inhaltsstoffen und potentiellen Wirkungen weiterhin wichtige Forschungsobjekte dar [10]. Phytotherapie ist modern.

Besonders in unserer technisierten, digitalen Welt, in der die Menschen sich doch immer wieder in die Ruhe und Stille der Natur zurücksehnen, Lebensmittelskandale und Seuchen das Tagesgeschäft prägen und Pharmakonzerne nicht nur positive Aufmerksamkeit auf sich ziehen.

Pflanzen zeichnen sich recht häufig durch wenige Nebenwirkungen bei vielfältigen Anwendungsmöglichkeiten aus.
Sehr häufig wird man nach „pflanzlichen Alternativen" gefragt. Nicht wenige Eltern lehnen eine medikamentöse Behandlung ihrer Kinder ab.

Der Griechische Bergtee ist daher laut Heiner „ *Gegenstand intensiver Erforschung, insbesondere der pharmakologischen Wirkungen im ZNS, wie die Verbesserung kognitiver Fähigkeiten und der Einfluss auf Pathomechanismen der Alzheimer-Krankheit*" [10].

Ich hoffe, er bleibt es weiter.
Auch bezüglich anderer Erkrankungen wie Depression, Angst oder ADHS unter denen eine Vielzahl an Menschen leiden.
Ich sehe riesige potentielle Einsatzbereiche in allen Bereichen der Schulmedizin. Eben wie auch schon seit Jahrtausenden in der Volksmedizin.

Studiendesign-Vorschlag

Um die Wirkung des Griechischen Eisenkrautes noch weiter zu erforschen, braucht es dringend groß angelegte Studien an Menschen. Insbesondere im Bereich der psychischen Störungen gibt es nur eine Studie von Rainer Knörle an Zellen [20]. Das reicht natürlich nicht aus, macht aber Mut.

Mir schwebt eine doppelblinde, randomisierte und placebo-kontrollierte Studie an 100 (*besser 200*) psychisch kranken Menschen über mindestens drei Monate (*besser sechs*) vor.

Was bedeutet das?

Das heißt, statt dem Tee sollte die Hälfte der Probanden einen Placebo bekommen, um den Placebo-Effekt auszuschließen. *Randomisiert* bedeutet, dass die Placebo-Trinker zufällig ausgewählt werden. Mit *doppelblind* meint man, dass weder Proband noch Tester wissen, zu welcher Gruppe sie gehören.

Die tägliche Trinkmenge sollte mindestens ein, besser zwei Liter Tee am Tag betragen. Diese Trinkmenge sollte protokolliert und kontrolliert werden. Um Effekte nicht miteinander zu vermischen, halte ich es außerdem für wichtig, dass die Probanden im Rahmen der Studie keine anderen Medikamente oder Heilpflanzen zu sich nehmen.

Vor Beginn sollte ein Ausgangstatus, u.a. bestehend aus einem ausführlichen klinischen Interview (*auch mit Fragen zu den allgemeinen Ernährungs- und Trinkgewohnheiten*), einer körperlicher Untersuchung und verschiedenen Fragebögen zur Objektivierung des Befindens (*z.B. Depressionsfragebo-*

gen) erhoben werden. Zusätzlich sollten die Probanden selbst ein Stimmungs- und Tätigkeitsprotokoll über die gesamte Studiendauer führen. Da die meisten Wirkungen auf den Gehirnstoffwechsel erst nach längerer Anwendung zu erwarten sind, halte ich es für sinnvoll, diesen Status nach 4, 8 und 12 Wochen zu kontrollieren.

Nach Abschluss der Studienphase sollte überprüft werden, inwieweit sich sichere Daten gewinnen lassen, die objektiv die Wirkung dieser Heilpflanze belegen (*oder eben nicht*).

Meiner Meinung nach ein ethisch vertretbares, kostengünstiges und ungefährliches Projekt mit hohem Nutzen für die Allgemeinbevölkerung. Wer Interesse hat, darf sich gerne bei mir melden. Vielleicht finde ich ja Unterstützer…

Ermutigung zum Selbstversuch

1. Griechischer Bergtee kann selbst zubereitet, getrunken, angebaut oder legal erworben werden.
2. Er kann nicht schaden! ([3])
3. Er schlägt eine Brücke zwischen schulmedizinischer und naturheilkundlicher Behandlung, Nutzen und Risiken (*es sind keine bekannt!*), Körper und Geist, Medikament und Lebensmittel.

Vielleicht kann er auch heilen?

Ich möchte Sie in diesem Buch nicht zu irgendetwas überreden. Auch werde ich weder von Teeherstellern noch anderen Naturapotheken gesponsert. Ich möchte lediglich mein Wissen teilen und Sie ermutigen, auch mal zurückzublicken: Nicht alles was unsere Vorfahren wussten, war schlecht. Ganz im Gegenteil:

Man hat heute eher das Gefühl, die Menschheit entwickelt sich zurück. Altes Wissen geht verloren. Neue Technik hält Einzug, doch ist sie nicht immer wirklich gewinnbringend. Auch in der Medizin nicht.

So hoffe ich, Ihnen mit meinem Buch das Wissen zu einer Heilpflanze, dem Griechischen Eisenkraut, näher gebracht zu haben.

Jetzt sind Sie an der Reihe! Probieren Sie es aus und überzeugen Sie sich selbst!

Gönnen Sie sich eine Packung Griechischen Bergtee und legen Sie los. Am günstigsten wären 1-2 Liter am Tag.

Leiden Sie allerdings an chronischen Erkrankungen, die einer streng kontrollierten Flüssigkeitszufuhr bedürfen, besprechen Sie das Vorhaben bitte mit Ihrem Arzt.

Ansonsten gibt es nichts zu beachten.

Fühlen und genießen Sie!

Herzlichst,
Ihre Dr. med. Susanne Theisel

Quellennachweise:

1) Griechisches Eisenkraut-Heilung fürs Gehirn, Dr. Günter Harnisch, 3.Auflage 2016 VAK Verlag

2) de.sideritis.info

3) Björn Feistel et al., 2018. Assessment oft he Acute and Subchronic Toxicity and Mutagenicity of Sideritis scardica Griseb. Extracts. Toxins (Basel)2018 Jun24; 10 (7)

4) Griechischer Bergtee.de

5)https://www.zentrum-der-gesundheit.de/griechi-scher-bergtee

6) Milka Todorova,2014.Sideritis scardica, an endemic species of Balkan peninsula:Traditional uses, cultivation,chemical compositions,biological activity. J Ethnopharmacol. 2014 March 14, Volume 152, Issue 2, Pages 256-265

7) Christian Rätsch. Heilkräuter der Antike in Ägypten, Griechenland und Rom. Mythologie und Anwendung einst und heute. 2.korr. Auflage 1998. Eugen Diederichs Verlag, München

8) Jacqueline Hofrichter, Jens Pahnke et al., 2016.Sideritis spp. Extracts Enhance Memory and Leraning in Alzheimer´s β-Amyloidosis Mouse Models and Aged C57BI/6 Mice. J Alzheimers Dis. 2016; 53 (3): 967-980

9) Felix Heiner et al. 2018. Sideritis scardica extracts inhibit

aggregation and toxicity of amyloid β in Caenorhabditis elegans used as a model for Alzheimer´s disease. Peer J. 2018 apr 30; 6

10) Felix Heiner. Neuroprotektive Wirkung von Sideritis scardica Griseb. in Caenorhabditis elegans als Modellorganismus für neurodegenerative Erkrankungen. Dissertation zur Erlangung der Doktorwürde der Naturwissenschaftlich-Mathematischen Gesamtfakultät der Ruprecht-Karls-Universität Heidelberg

11) Rainer Knörle,2012.Extracts of Sideritis scardica as triple monoamine reuptake inhibitors. Journal of Neural Transmission 119, 1477-1478 (2012)

12) Vanja M. Tadic et al., 2012. Anti-inflammatory, gastroprotective and cytotoxic effects Sideritis scardica extracts. Planta Med. 2012 Mar; 78(5): 415-27

13) Ivica Jeremic et al, 2013. The mechanism of in vitro cytotoxiity of mountain tea, Sideritis scardica, against he C6 glioma cell line. Planta Med. 2013 Nov; 79 (16): 1516-24

14) Francesca Danesi et al., 2013. Bioactive-rich Sideritis scardica tea (mountain tea) is as potent as Camilla sinensis tea at inducing cellular antioxidant defences and preventing oxidative stress. J Sci Food Agric. 2013 Nov; 93 (14):3558-64.

15) https://www.gesundheit.de/lexika/heilpflanzen-lexikon/johanniskraut

16) https:// www. awmf.org/leitlinien

17) https://www.test.de/medikamente/wirkstoff/pflanliches-mittel-johanniskraut

18) https://heilkraeuter.de/lexikon/eisenkr.htm

19) Wolf Dieter Storl. Urmedizin. Die wahren Ursprünge unserer Volksheilkunde. 1.Auflage. 2015. AT-Verlag

20) Peter Pukownik. Das Heilwissen der Hl. Hildegard von Bingen. 1.Auflage 2011. Verlag Via Nova.

21) https://de.wikipedia.org/wiki/Paracelsus

22) https://www.kneipp.com/de

23) https://www.heilkraeuter.de/heiler/mariatreben-lehre.htm

24) https://neurolab.eu

25) Fegert. Kölch. Klinikmanual Kinder- und Jugendpsychiatrie und- psychotherapie. 2.Auflage.2013.Springer-Verlag.

26) Akutpsychiatrie- Das Notfallmanual. 2.Auflage. Peter Neu. Schattauer- Verlag 2011

27) https://www.gesundheit.de

28) https./deutschedepressionshilfe.de

29) https:// www. de.wikipedia.org/depression

30) Institut für Qualität und Wirtschaftlichkeit im Gesund-

heitswesen (IQWiG)

31) Remschmidt. Multiaxiales Klassifikationsschema für psychische Störungen nach ICD-10 der WHO. Mit einem synoptischen Vergleich von ICD-10 und DSM-IV. 6. Korrigierte Auflage. 2012. Verlag Hans Huber

32) https://www.adhs-deutschland.de

33) https://netdoktor.de/krankheiten/phobien/arachnophobie

34) https://www.dak.de/dak/bundesthemen/muedes-deutschland-schlaf

35) https://www.aerzteblatt.de/nachrichten

36) Feistel B (2013) Griechisches Eisenkraut - Mental fit mit Griechischem Bergtee. Vitalstoffe 3: 34-37 Feistel B, Appel K (2013) Extrakte aus Griechischem Bergtee hemmen die Wiederaufnahme von Neurotransmittern. Z Phytother 34: P24.

37) https:// www.gesundheitsindustrie-bw.de/fachbeitrag/aktuell/ibam

38) Wilfried Dimpfel, 2013. Pharmacological classification of herbal extracts by means of comparison to spectral EEG signatures induced by synthetic drugs in the freely moving rat. J Ethnopharmacol.2013 Sept 16; 149(2):583-9

39) Gonzalez-Burgos E. et al., 2011. Sideritis spp.: Uses, chemical composition and pharmacological activities- a review. J Ethnopharmacol 135, 209-225

40) Tsaknis J, Lalas S. 2005. Extraction and identification of natural antioxidant from Sideritis euboa (mountain tea). J Agri Food Chem 53, 6375-6381.

41) Karl F. Masuhr, Marianne Neumann. 2007. Duale Reihe-Neurologie. 6.Auflage. Thieme-Verlag.

42) https:// www.pahnkelab.eu

43) https://www.wikpedia.org/wiki/Caenorhabditis_elegans

44) Ioanna Chalatsa et al. 2018. Beneficial Effects of Sideritis scardica and Cichorium spinosum against Amyloidogenic Pathway and Tau Misprocessing in Alzheimer´s Disease Neuronal Cell Culture Models. J Alzheimers Dis. 2018; 64 (3): 787-800

45) Emma L. Wightman et al. 2018. The Acute and Chronic Cognitive and Cerebral Blood Flow Effects of a Sideritis scardica (Greek Mountain Tea) Extract: A double Blind, Randomized, Placebo Controlled, Parallel Gruop Study in Healthy Humans. Nutrients.2018 Jul 24; 10 (8): 955

46) Behrendt I, Schneider I, Schuchardt JP, Bitterlich N, Hahn A (2016) Effect of an herbal extract of Sideritis scardica and B-vitamins on cognitive performance under stress: a pilot study. Int J Phytomed 8: 95-103

47) Dimpfel W et al. 2016a. Psychophysiological effects of a combination of sideritis and bacopa extract (memoLoges®) in 32 subjects suffering from Mild Cognitive Impairment. A double-blind, randomized, placebo-controlled, 2-armed study with parallel design. Adv Alzheimer Dis 5: 103-125.

48) Vanja M. Tadic et al., 2012. Anti-inflammatory, gastroprotective and cytotoxic effects Sideritis scardica extracts. Planta Med. 2012 Mar; 78(5): 415-27

49) Elias Begas et al., 2018. Dietary effects of Sideritis scardica „mountain tea" on human in vivo activities of xenobiotic metabolizing enzymes in healthy subjects. Food Chem Toxicol. 2018 Dec, 122: 38-48

50) Ivica Jeremic et al, 2013. The mechanism of in vitro cytotoxiity of mountain tea, Sideritis scardica, against he C6 glioma cell line. Planta Med. 2013 Nov; 79 (16): 1516-24

51) Francesca Danesi et al., 2013. Bioactive-rich Sideritis scardica tea (mountain tea) is as potent as Camilla sinensis tea at inducing cellular antioxidant defences and preventing oxidative stress. J Sci Food Agric. 2013 Nov; 93 (14):3558-64.

Danksagung

Mein Dank gilt in erster Linie dem ersa-Verlag und Eric Salchow, der mich zu diesem Buch bewegt und mir damit neue Horizonte in der Alternativmedizin erschlossen hat. Er stand mir stets als Ansprechpartner zur Verfügung, hat meine Ideen bestmöglich unterstützt und mir reichlich Tee für meine Feldforschung zur Verfügung gestellt. Ohne ihn wäre das Buch nicht entstanden.

Weiterer Dank gebührt den im Fremdversuch genannten, trinkfreudigen Personen, die mir als unabhängige und mutige Tester zu Verfügung standen und sich zudem bereit erklärten, mir von Ihren Erfahrungen mit dem Griechischen Bergtee zu berichten.

Und natürlich danke ich meiner Familie, Freunden und Kollegen für Ihre Unterstützung und die einfühlsamen, aber auch kritischen Worte, mit denen sie dieses Projekt begleitet haben.

Mögen noch viele weitere folgen!

Dr. med. Susanne Theisel
25.9.2020

Über die Autorin

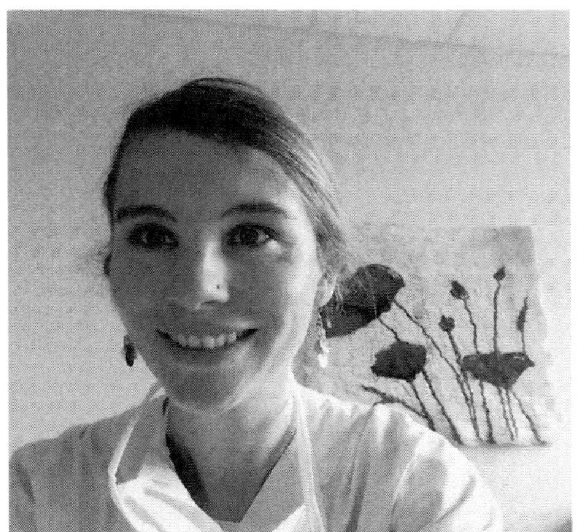

Dr. med. Susanne Theisel, Jahrgang 1982, lebt mit ihrer Familie in Erfurt und ist als Kinder- und Jugendpsychiaterin- und - psychotherapeutin tätig. Bereits während ihres Medizinstudiums verfasste sie medizinische Artikel für *Thieme online* und publizierte ihre Promotion zum Thema *„Der ideale Arzt“* in der *„Psychiatrischen Praxis“* (Thieme-Verlag). Vorliegendes Buch ist ihr erstes Sachbuch. Weitere Bücher zum Thema Alternative Medizin sind in Planung.

Für Lob, Anregung oder Kritik finden Sie mich unter:
https.// instagram/dr.med.susannetheisel

Meine Website ist in Arbeit.